Sunny營養師的
168斷食瘦身餐盤

6大類食物x95道家常料理，不挨餓的超強必瘦攻略

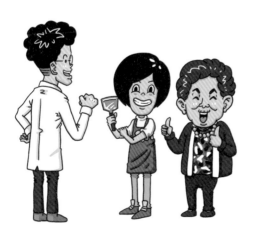

Sunny營養師
（黃君聖）——著

Contents

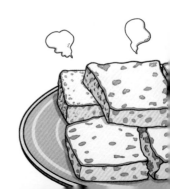

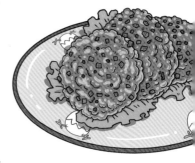

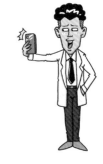

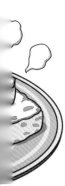

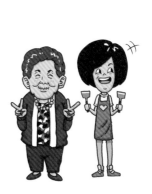

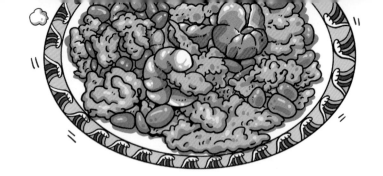

Part 6 肉類料理

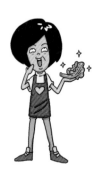

Part 7 蔬菜類料理

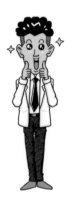

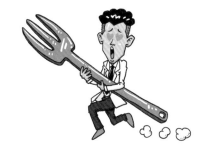

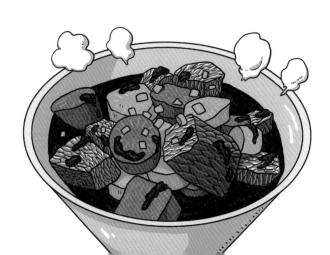

作者序 1
正確的營養知識
能帶你遠離肥胖、減少病痛

　　小時候看過一本書，它深深影響了我，也塑造了現在的我，這本書就是《灌籃高手》。雖然這是一套漫畫書，而且可能現在的年輕人不知道是什麼，但是它在我成長過程中扮演著很重要的角色。

　　我最喜歡的角色不是主角櫻木花道，而是另外一個經典角色，叫做三井壽，他因遭遇挫折，放棄了原本最熱愛的籃球，在一句經典臺詞「教練，我想打籃球」之後，承認錯誤，重新回到球隊。他曾迷失、曾墮落，經過峰迴路轉，終於回到熱愛的球場上，並用加倍的努力補足曾經荒廢的球技，他的故事一直激勵著我。長大後，才發現我和他的經歷似乎有點相似，也在心中暗自期望著，希望有一天自己的故事也能為別人帶來力量。

　　成為營養師後，想要將營養知識透過輕鬆有趣的方式幫助更多人，便開始拍攝影片。後來因為幫媽媽、阿嬤展開瘦身減脂計畫，隨手將過程記錄下來，沒想到上網分享後，意外得到許多迴響，影片有近百萬人次的觀看。很多朋友告訴我，因為我的分享，讓他們與家人得到很大的幫助，讓我覺得一切辛苦與努力更有意義。

　　因為工作的關係，接觸了許多長者，深深感受到健康的重要性，許多長者因為營養知識的不足，導致身體產生許多不必要的病痛，就像我阿嬤就是個活生生的例子。阿嬤在缺乏營養的相關知識、長期飲食不正確下，導致三高上身，影響她的健康。其實很多病痛都是能夠避免及預防的，只

要能夠花點心思，學習正確的觀念、用心照顧自己身體、改變自己的行為，就能讓結果不同。

最後，要特別感謝我的家人，沒有他們的支持，我可能沒辦法完成這本書，特別是本書的料理，全部出自於安媽之手，讓營養理論知識可以實際的應用在生活當中，並且安媽也親身實踐了我的 168 斷食餐盤計畫，證明了好好吃也能瘦得健康。還要謝謝超級固執但是仍願意乖乖配合的阿環小姐，希望藉由她的故事鼓勵更多人，連我八十八歲的阿嬤都行了，你一定也可以。

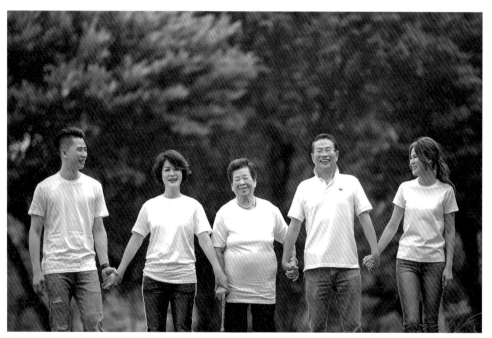

謝謝我家人的支持，包括我的阿嬤、安媽、爸爸和妹妹。

營養師 黃君聖

原來只要好好吃，就能瘦得健康

在還沒結婚生子前，我的體重大約五十公斤、身高一百六十二公分，但結婚生子後體重就開始不斷增加，常常坐在馬桶上看著我的腰，覺得那個腰已經不是腰了，是一圈又一圈厚厚的三層肉，曾經用手把肉捏到「黑青」，看看會不會消失，結果黑青沒了，三層肉還在，減肥這一條路我已經走了快四十年。

記得，有一次老公的公司同事到我們家，事後問我老公，你們家怎麼有一個比你還老的大姐，以為我是哪裡來的歐巴桑，但實際上老公比我大五歲耶，當下其實還滿傷心的，更加深了我要好好減肥的決心。

朋友說吃藥可以變瘦，我也不管是否會有副作用，便很勇敢的嘗試了。結果，也真的瘦下來了，但好景不常，維持不到一年，肥肉又悄悄的上身，我又開始過著肥肉甩也甩不掉的日子。在這當中，只要有人提供瘦身的方法，我都會去試，像埋針、代餐、吃中藥或者餓個三天等，但通常結果是越吃越多，每天過著對美食又愛又恨的生活。

這幾十年來，每次去買衣服時，拿了我自以為平常穿的尺寸，但試穿後卻往往穿不下，店員會好心的建議我再拿大一號尺寸，或是要我自行將衣服改大。曾經有一個親戚說，我的體質應該是遺傳到阿環小姐，所以只要年紀越大，我的身型就會變成跟我阿母一樣……每次聽到這些話，內心真的很痛苦，但我就是瘦不下來，非常沮喪。

一直到 Sunny 成為營養師之後，他慢慢開始改變了我的飲食方式，我才知道，原來我以前很多觀念都錯了，我一步一步調整飲食習慣，很神奇

的事發生了，我真的越吃越瘦了！

　　我本來就常下廚，學會這些飲食技巧以後，把我會的料理結合營養，就能夠做得又好吃又健康。原來只要透過正確的飲食觀念，不管多胖都瘦得下來，而且還不用挨餓。雖然自己料理會比較辛苦一點，但為了自己和家人的健康是非常值得的。這本書也是我四十年的廚藝紀錄，想要健康吃美食的你，千萬不要錯過喔！

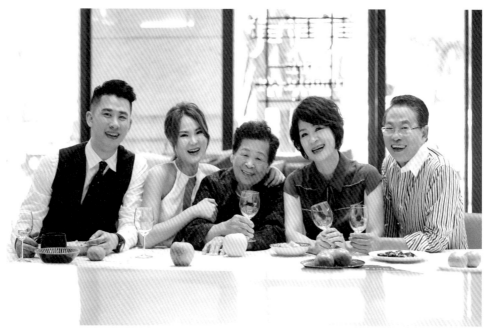

全家福照。瘦下來後，不但可以穿上美美的衣服，精神也變得更好了。

Sunny 的媽媽／安媽　安媽

從潮牌店老闆到專業營養師之路

我的營養師之路有點「特別」，大部分的人在畢業之後，隨即投入相關領域，而我則是在商場繞了一圈，在畢業十五年之後，才取得營養師認證、展開我的營養師生涯。

年營業額破六千萬、擁有五間店的時尚老闆

國中開始，我就喜歡運動，特別是打籃球，對於各式球鞋也很著迷，所以高中畢業後，就到球鞋店打工。剛開始，只是領時薪的工讀生，後來網拍市場興起，我開始自己經營網路商店，而且做得有聲有色，每個月的收入和上班族的薪水差不多，所以大學時期的我，並沒有花太多心思在學業上。

經營網拍一段時間後，我想要擴大至批發市場，於是就自己開著車，跑遍臺灣各地，向各地的服飾店尋求合作機會，順利的將事業版圖擴展開來。這時的我，薪水已經是一般上班族的三、四倍之多。

可能年輕就嘗到了成功的果實，我萌生了開店的想法。在那個只有「部落格」，還沒有臉書、IG 的年代，開店第一天，就成功吸引了長長的排隊人潮，這樣的盛況幫我打了一劑強心針，爾後陸續在臺北開了五間店，年營業額破六千萬。

當時雖然表面看起來相當風光，不過其實並沒有真正賺到錢，因為擴張過於快速，忽略了像是裝潢、人事等隱形成本。加上流行風向不斷轉

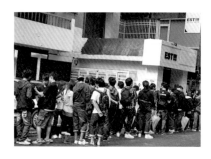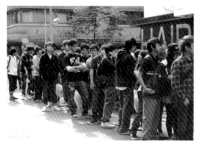

當時其中一間分店開幕活動前，吸引了長長的排隊人潮。

變，為了迅速跟上潮流，我花了很多時間在工作上，無形之中，健康卻也一點一滴在損耗。經過七、八年的苦心經營後，三十二歲的我，萌生了轉換事業跑道的想法。

時尚光鮮的服飾老闆，轉行到電臺賣藥？

我的父母經營地方廣播電臺多年，除了要主持節目，還需要賣產品，就是一般大家俗稱的「電臺賣藥」（其實正確來說，賣的是保健食品而不是藥）。在我想要轉換跑道之際，便將接手家中生意納入選項之一。

不過，一開始轉行的我其實心裡有些排斥，畢竟以前接觸的是最新、最流行的服飾業，同時也是我自己喜歡的東西，突然要投入到一般人眼中的夕陽產業，還得接受「電臺賣藥」這個負面標籤，一時之間，我似乎找不到這份工作的價值感與認同感。

不過，我也很好奇，如果這是大家不信任的方式，為什麼這麼多廣播電臺還是能夠生存？我抱持著短暫打工的心態，偶爾幫忙接接電話，解答阿公、阿嬤們的問題，還親自送貨，和他們寒暄聊天。然而，當我接觸越來越多長者，我的想法開始產生改變，原來廣播電臺是這些長者的生活重心、資訊來源，也是熟悉且信任的老朋友。我也發現，我不只是賣東西給他們的商家，也可以是給予他們實質照護與關懷的守護者。

慢慢的，我似乎看到了這份工作的核心價值，我心想，既然我也曾經是食品營養系的學生，為什麼不好好考取專業的證照，提供這些長輩更專業的建議、更優質的服務呢？這樣一來，似乎也可以擺脫「電臺賣藥」讓人不安心或誇大不實的「汙名」。

畢業十五年後，才成為一名營養師

與其分享成功的經驗，我更喜歡跟大家分享我經過不斷失敗又重新站起的故事。我的營養師資格，經歷了五次失敗才成功！

大學剛畢業時，理所當然的跟著同學一起準備營養師證照考試，但當時抱著隨緣的態度，也沒有認真念書，接連考了兩次，可想而知，當然是落榜了。

畢業十五年後，我的人生目標堅定而清晰，即使要一邊工作、一邊念書，我仍然努力準備這人生第三次的營養師考試，結果考了四十八分（合格是六十分）。第四次，我更加全心投入，將手邊的工作都暫停，努力衝

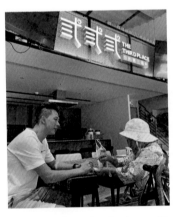

這位阿嬤已經九十二歲了，會滑著她的賓士推車，特地坐公車到店裡找我聊天。

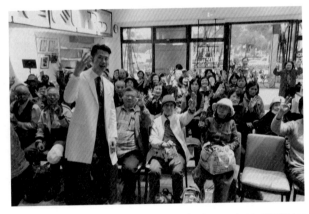

定期舉辦營養講座，帶給大家正確的營養知識。

刺，結果得到了五十九‧四二分。差一點點就能及格的分數，卻還是以落榜收場，當時真的憂鬱崩潰許久。還好，家人給予我很大的支持與鼓勵，我花了一點時間整理好心情，就又繼續投入備考狀態，生活只剩吃飯、睡覺、讀書這三件事。這時候連睡覺都是奢侈，更別說是運動了，這也讓我此時的體重來到人生高峰（這段瘦身故事後面會再與大家分享），而這一次，我終於如願考上了！

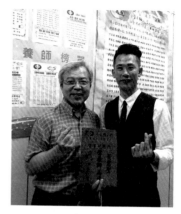

我很幸運能夠遇到「營養師之師」黃尚銘老師，他教導我的讀書方法與專業知識，讓我這個已經畢業十五年的老學生，也能取得營養師認證。

不過，考取營養師執照只是個起點，我想做的事情很多、不懂的東西也很多，所以透過持續不斷的進修，精進自我。我很喜歡運動，很希望能將「運動」和「營養」這兩個影響健康的重要因子結合起來，所以還取得了國際健身教練 ACE-CPT 的證照。

改變餐桌料理，就能改善全家人的健康

在電臺工作、接觸到許多長者，發現他們缺乏營養的相關知識，忽略了「日常飲食」對身體的重要性，讓錯誤的飲食習慣造成身體的負擔，而我也在自己的家人身上發現了同樣的問題。節儉的阿嬤，長期過油、過鹹、過量的飲食，讓自己飽受「三高」（高血壓、高血脂、糖尿病）之苦；喜好糕點甜食的媽媽，體重、體脂也偏高，她常開玩笑的說，自從生下我之後，就再也沒瘦過了。

成為營養師之後，我最想將自身的專業回饋給家人，尤其是我六十歲的媽媽和八十八歲的阿嬤，以前是她們照顧我，現在換我照顧她們了，最容易也最直接的方法，就是慢慢改變她們的飲食方式與習慣。

媽媽總是說她很幸運、很幸福，家裡有個營養師兒子可以教她怎麼吃。我也想將這份幸運與幸福，傳遞到更多人家中，不管是透過社群媒體、影片或是這本書的分享，希望每個人家裡也都能有一個像我這樣的叮嚀角色，給自己或家人更多的照顧。

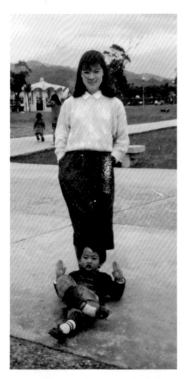 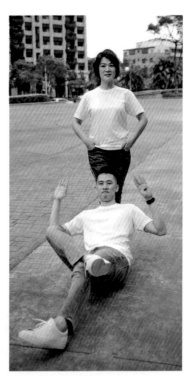

我與媽媽。大家都叫她安安、安媽，她很會做菜，這本書的料理都是出自她之手。

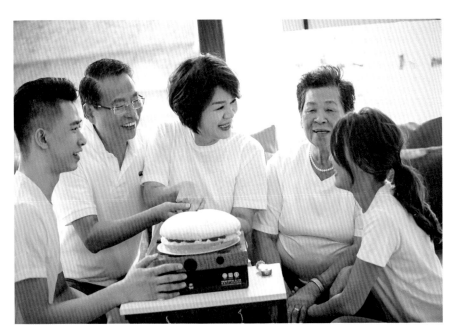

希望全家人每天都可以開心、健康的生活。

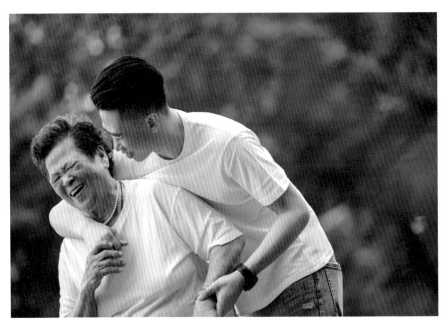

我與阿嬤——阿環小姐。改善阿環小姐的健康，也是我想成為營養師的動力。

PART 1

168 斷食前，
你要知道的事

很多人將「168 斷食法」視為一種減肥必殺技，

以為只要「16 小時禁食、8 小時亂吃」就會瘦，

這樣的錯誤方式不僅無法長久，甚至會造成反效果，

本章將帶大家快速掌握斷食重點，邁向成功的瘦身之路。

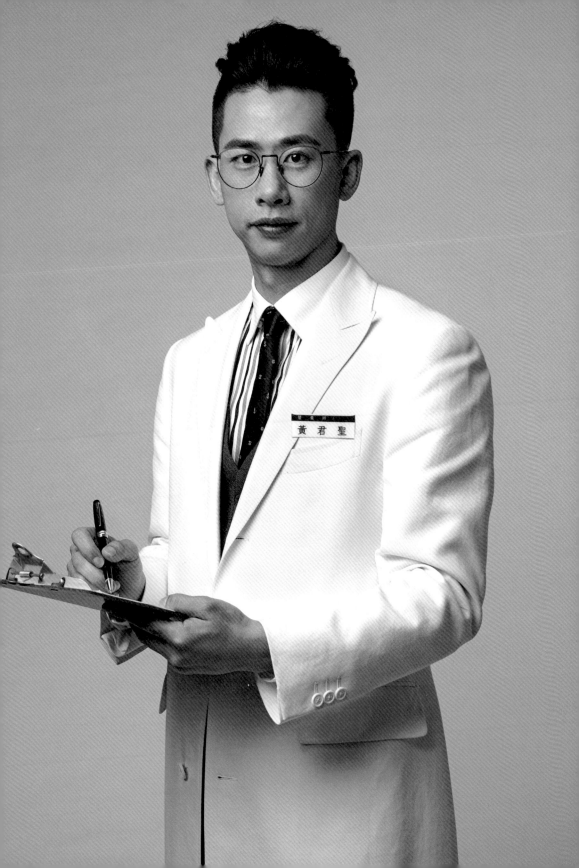

我適合執行「間歇性斷食」嗎？

　　「斷食」顧名思義就是不吃東西，聽起來非常恐怖吧？不過，其實我們每個人每天都有斷食的時候。比方說，睡覺的時候就是一種斷食狀態。斷食的英文是 Fasting，而早餐的英文為 Breakfast，意思就是打破（Break）禁食（Fasting），所以其實「斷食」大家每天都在做，只是時間長短不同而已。

什麼是「168 斷食法」？

　　近幾年相當流行的「間歇性斷食」（Intermittent Fasting，IF），主要分成整日斷食以及限制進食的時間，比較常見的就是把進食時間限制在一天當中的某個時段，而其中的「168 間歇性斷食」，對於一般人而言不僅較易達成，也頗具效果，所以深受歡迎，不過「168」這個數字是什麼意思呢？

　　「168 斷食」指的是一天二十四小時，十六個小時不吃東西，控制在八小時內進食。假設早上九點吃了第一餐，那麼到了下午五點過後，就不能再吃任何東西了。

間歇性斷食，能帶來強大的瘦身效果？

　　要解釋間歇性斷食如何達到減重的原理，其實要先講到身體內的賀爾蒙變化。我們體內的賀爾蒙包含了生長激素、瘦素、胰島素等，其中胰島素就在這裡扮演重要的角色。

◆ 常見的「間歇性斷食法」

間歇性斷食法	執行方式	舉例
1410 間歇性斷食	14 小時不吃東西，10 小時內吃東西。	早上 9 點吃第一餐，晚上 7 點過後不再進食。
168 間歇性斷食	16 小時不吃東西，8 小時內吃東西。	早上 9 點吃第一餐，下午 5 點過後不再進食。
186 間歇性斷食	18 小時不吃東西，6 小時內吃東西。	早上 9 點吃第一餐，下午 3 點過後不再進食。
204 間歇性斷食	20 小時不吃東西，4 小時內吃東西。	早上 9 點吃第一餐，下午 1 點過後不再進食。
52 間歇性斷食	一週七天，其中兩天只吃 500kcal。	星期一、星期四整天分別只吃 500kcal，其他天維持正常飲食。
隔日斷食法	採取一天進食，一天斷食。	星期一正常飲食、星期二完全禁食、星期三正常飲食，以此類推。

　　一般來說，我們在進食時，碳水化合物會使體內的血糖升高，這時候身體會通知胰臟的 beta 細胞分泌胰島素。胰島素會進行作用，使我們血液中的葡萄糖進入到細胞裡面運作，所以血糖就會降下來。

　　胰島素也是一種合成賀爾蒙，會促使脂肪合成，抑制脂肪燃燒。間歇性斷食就是利用這個原理，讓胰島素濃度維持在穩定的低點，減少脂肪的合成，並且增加體內燃燒脂肪的機會。不過，目前有些研究對於這個「胰島素假說」仍有存疑，既然是「假說」就代表證據還不夠完全，所以也可能會在某一天被推翻，不過這也是因為科學會不斷進步，因此隨時都要繼續吸收新知。

　　我認為想要利用間歇性斷食達到瘦身效果，並不是單純改變進食時間而已，進食的內容也是一大關鍵。如果在可以進食的八小時中暴飲暴食，攝取過量的碳水化合物或是油脂，仍會大大影響瘦身效果。斷食只是一種輔助技巧，真正的關鍵還是在於飲食內容。

間歇性斷食，可促進身體健康？

根據二〇一九年《新英格蘭醫學雜誌》（*The New England Journal of Medicine*）的研究結果顯示，間歇性斷食對於減重、抗氧化、控制血糖都有正面幫助。

人體利用的能量來源為葡萄糖以及脂肪酸，進食後葡萄糖在體內產生能量，脂肪則代謝成三酸甘油酯儲存在脂肪組織中。在我們斷食八至十二小時後，體內的肝醣消耗完畢，就會利用脂肪當作能量來源，而三酸甘油酯會代謝成脂肪酸以及甘油，脂肪酸在肝臟產生酮體，供人體利用。最主要的原因是體內酮體量升高，這也成為體內細胞重啟的一種訊號，能讓體內產生抗氧化、抗發炎、清除或修復受損細胞等作用，這也是我們認為斷食能夠促進健康的原因。

要如何開始執行「間歇性斷食」？

任何飲食要執行前都需要循序漸進，不要過於激烈，間歇性斷食也是如此。斷食時間越長，難度就越高，且容易缺乏足夠營養。所以我會建議從「168間歇性斷食」開始嘗試。只要將早餐晚點吃、晚餐早點吃，就能夠達成條件，比較容易執行。

如果覺得「168間歇性斷食」執行起來也有難度，就再放寬從1410（十小時內進食）或1212（十二小時內進食）開始，再慢慢循序漸進。總之，就是不要給自己太大的壓力，因為我們追求的是一種能夠長期執行的飲食方式，如果這樣的飲食法讓你餓得很難受，或是沒辦法配合生活作息，那也不需要勉強執行，這代表這樣的飲食方式並不適合你。

注意！這些人不適合進行斷食

　　基本上健康的成年人才能進行間歇性斷食，以下族群不宜貿然進行。

1. **發育中的青少年**：發育階段的青少年，攝取均衡營養與熱量相當重要。
2. **哺乳或懷孕中的孕婦**：身體此時需要完整的營養，不宜進行斷食。
3. **飲食失調者**：暴食症或是厭食症患者，不宜進行。
4. **慢性病患者**：高血壓、糖尿病、心臟病等慢性病患者不宜進行斷食。尤其是糖尿病患者要特別注意，如有低血糖會有即刻性危險，千萬不能大意，執行前需要尋求專業人士的建議。

享受「間歇性斷食」帶來的好處

　　間歇性斷食如果執行方向正確，就能達到瘦身、控制血糖的效果，我也在幫媽媽、阿嬤進行 168 斷食後，從她們的身上看到效果，本書後續會再與大家分享。

1. 可避免攝取過多熱量

　　我們在日常生活中非常容易取得食物，一不小心就會不停進食。其實有時候並不是真的肚子餓了，只是嘴饞想要咀嚼，就不小心吃下一堆東西。透過斷食，可以幫助我們分辨身體的訊號，了解是否真的有熱量的需求，進一步控制進食。

　　當把進食時間限制在八小時之內，一次能吃的東西有限，比較容易產生熱量赤字，不會隨時想吃就吃，造成熱量過剩，影響瘦身效果。

2. 能改善血糖，但是無法逆轉糖尿病

　　有些研究顯示，間歇性斷食可以逆轉糖尿病前期的情況，並且改善第二型糖尿病患者的胰島素敏感性，但是對於糖尿病則無法逆轉。

像是我的阿嬤執行間歇斷食並搭配碳水的控制，血糖值相對穩定。雖然不能恢復到跟一般健康的人一樣，但都還在可控制的範圍。如果你是糖尿病或慢性病患者，請務必先諮詢專業醫療人員的建議。

避開誤區，執行「間歇性斷食」你要注意的事

很多人執行「間歇性斷食」一下子就失敗了，或是無法長久、瘦不下來。很多時候，其實是因為方法錯了，請避免以下三種常見失敗情況。

1. 必需度過適應期

剛開始執行的時候，一定都會經歷忽然改變進食習慣而產生的飢餓感，甚至產生易怒、焦躁、注意力無法集中等情形。但在一段時間適應後，就能獲得改善。如果不適感過於嚴重，請先放寬斷食時間限制，再循序執行。

2. 避免報復性進食

執行間歇性斷食的時候，有些人會跳過早餐不吃，忍受飢餓感一直到中餐，於是可以進食的時間一到，就開始大吃大喝。然而，這樣報復性進食反而會讓你吃下比平常更多的熱量。根據熱量平衡原理，這樣子不但瘦不下來，反而還可能會變得更胖。

3. 避免攝取過少熱量與營養素

當限制進食時間後，若不注意營養攝取，只吃自己愛吃的，或是吃的量太少，容易造成營養缺乏。長期下來，還有可能造成身體代謝問題，影響內分泌、經期紊亂、失眠，甚至還會有肌肉流失等現象。所以就算執行斷食，仍必需注意均衡飲食，攝取六大類食物，包括全穀雜糧類、豆魚蛋肉類、蔬菜類、水果類、油脂與堅果種子類，還有乳品類。根據每日所需

分量，平均分配在可以進食的時間內均衡攝取。除了遵守進食的時間，吃的內容其實更為重要喔。

要記住，「間歇性斷食」是斷食，而非禁食，在可以進食的區間，就好好吃東西吧！

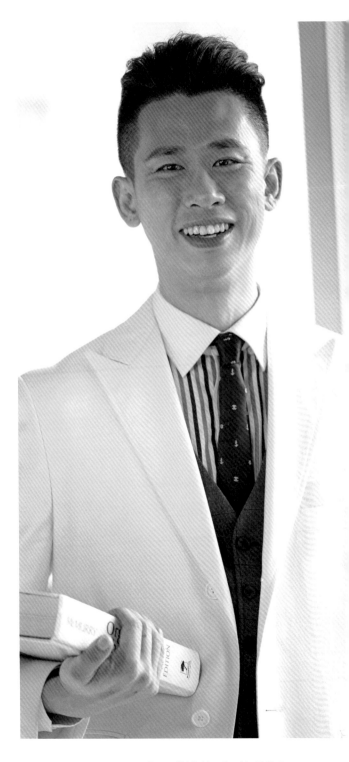

「減醣飲食」與「間歇性斷食」哪種瘦身效果比較好？

　　現代人的飲食方式，碳水化合物普遍都攝取過量，尤其是外食族群，通常都是以高碳水為主，過多的碳水化合物容易造成血糖波動，也會形成脂肪囤積在體內。

　　「減醣飲食」是根據均衡飲食的方式做延伸，將碳水化合物的比例降低，提高蛋白質與脂肪的比例，限制不如「生酮飲食」嚴格，在執行上也比較容易，成為近年來熱門的瘦身飲食法。

想瘦身，該減醣還是該斷食？

　　減醣飲食是一種相對簡單易達成的飲食方式，只要稍微調整營養素的比例，就能達到維持體重的效果，也適合大部分的人長期執行。

　　不過很多人誤以為減醣飲食等同於完全不能吃澱粉，或是害怕吃碳水化合物，其實碳水化合物本身並沒有罪，它對身體而言仍是很重要的營養素，只是現代的人普遍都食用過量。

　　減醣飲食是適量的減少碳水化合物的攝取，造成的熱量缺口就用其他的營養素補足，所以也並不是少吃，而是調整各營養素攝取的比例，較不容易因為攝取高碳水化合物，而造成血糖波動過大、讓飢餓感明顯，對於控制血糖與體重有很大的幫助。

　　不管你想選擇減醣飲食或是間歇性斷食，只要執行方向正確，都能達到瘦身效果。甚至你可以視自身情況與需求，結合兩種飲食法，在 168 斷食的進食期間，搭配上減醣，將原本的碳水化合物的攝取分量減少。不

過，不管以哪種方法，都必需以原型食物為主，並均衡的攝取各類食物才是健康瘦身的關鍵。

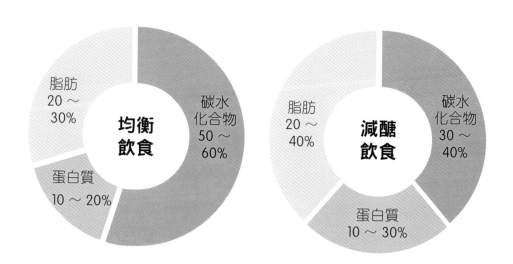

「糖」與「醣」的不同

　　「糖」是分子結構較小的單醣、雙醣，一般指的是精緻糖，吃起來會覺得甜甜的，像是白糖、砂糖等，這些糖雖然美味，但空有熱量，沒有營養價值。

　　「醣」則是所有碳水化合物的總稱，分子結構較大，包括了單醣、雙醣、寡醣、多醣，其中也包括了「糖」，飯、麵、水果等都是常見的醣類食物。

　　而「減醣飲食」則是要避免精緻糖的攝取，因為精緻糖的分子結構小，消化吸收也比較快，容易造成血糖快速波動。只要吃了少量精緻糖（像是手搖飲料使用的果糖），就會讓碳水化合物的攝取量超標，應盡量避免。選擇複雜性的澱粉，像是地瓜、南瓜，可以延緩醣類在體內消化吸收的速度，進一步讓血糖穩定，而達到控制體重的目的。

「減醣飲食」該如何執行才會瘦？

執行減醣飲食時，不只是單純減少碳水化合物就好，還必需考慮營養均衡，並達到人體所需的總熱量，掌握以下幾個大原則，不管是進行減醣飲食或 168 斷食，都很適用。

1. 避免精緻糖

精緻糖是最容易影響我們胰島素恆定的食物，所以想要有效瘦身，就必需盡可能避免攝取精緻糖，像是含糖飲料、甜點以及加工品等。

2. 澱粉減量吃

平常吃的主食類，像是白飯、麵條、麵包的食用量要減少 20 ～ 40%，原本吃一碗就改成吃七分滿。要特別注意的是，雖然原則是要減少分量，但不要完全不吃，因為碳水化合物還是人體最容易利用的能量來源。另外，也盡量挑選全穀根莖類來當作主食，因為其中多了礦物質、維生素 B 群等，能夠幫助營養素代謝，也富含膳食纖維，可以增加飽足感。

3. 多吃好蛋白

補充優質蛋白質是非常重要的，豆類、蛋類、魚類、肉類等，雞腿、豬肉、牛肉等都屬於好的蛋白質，可以適量攝取，不必局限於低脂肉類。如此一來，減醣也能夠吃得開心，不會因為限制太多而感到痛苦。

4. 蔬菜要吃夠

蔬菜是熱量低且富含膳食纖維等營養素的食物，能夠增加飽足感，可以多選擇醣分含量低的食材，像是黃豆芽、青江菜、綠櫛瓜、青花菜等。要注意的是，有些根莖類蔬菜的澱粉含量高，像是南瓜、馬鈴薯、芋頭等，必需視為主食，控制食用分量。

◆ 醣分較低的蔬菜

蔬菜	碳水化合物	膳食纖維	淨碳水化合物
黃豆芽	3.3g	3g	0.3g
青江菜	1.6g	1.1g	0.5g
小白菜	1.7g	1.1g	0.6g
綠櫛瓜	1.8g	0.9g	0.9g
龍鬚菜	3.5g	2.3g	1.2g
青花菜	4.4g	3.1g	1.3g
冬瓜	2.6g	1.1g	1.5g

* 每 100g，碳水／膳食纖維的分量

5. 水果一天兩拳頭

　　大多數的水果都富含碳水化合物，必需注意食用分量，一天吃兩個拳頭大的體積為限，也可以選擇一些醣分含量較低的水果，像聖女番茄、土芭樂、百香果、哈密瓜、香瓜，減少醣分攝取量。

◆ 醣分較低的水果

水果	碳水化合物	膳食纖維	淨碳水化合物
聖女番茄	5.4g	1.4g	4g
土芭樂	10g	5g	5g
百香果	10.7g	5.3g	5.4g
新疆哈密瓜	6.2g	0.5g	5.7g
香瓜	7.5g	0.6g	6.9g
西瓜	8g	0.3g	7.7g
蓮霧	9g	0.8g	8.2g

* 每 100g，碳水／膳食纖維的分量

6. 選擇好油脂

　　選擇好的油脂來源，能讓減醣飲食順利進行。減少碳水化合物時，仍要吃進足夠熱量，像是堅果就是很好的油脂來源，富含多種營養成分。選擇好的食用油，並且輪流替換不同種類，或是也可以從適量堅果中補充，一天至少需要攝取約 15 公克（一湯匙）。

Sunny 營養師的小教室

減醣飲食的優點

1. 容易執行

　　減醣飲食不像生酮飲食必需嚴格限制碳水化合物的量，只要減少平常的攝取量，就能夠達到效果，是較容易達成的飲食方式。

2. 對於血糖穩定有幫助

　　對於血糖控制不佳的人，除了要盡量避免攝取精緻糖，可多選擇低升糖指數的食物，並控制碳水化合物的總量，才能穩定的控制血糖。

3. 減少身體的發炎

　　糖果、餅乾、飲料或是加工品，都富含精緻糖，過多的精緻糖在體內會產生糖化終產物，形成身體發炎的現象，只要減少攝取就能夠改善發炎情形。

減醣飲食的缺點

1. 對食物種類要有基本了解

　　對於各類食物要有一定程度的了解，像是學習區分哪些是碳水化合物高的蔬菜、水果，減少攝取量，如果搞錯了，就容易執行錯誤。

2. 增肌效果有限

　　想要增肌，除了需要攝取足夠的蛋白質以外，足量的碳水化合物也非常重要，因為碳水化合物會促使胰島素分泌，而胰島素則是合成肌肉很重要的賀爾蒙，缺乏即會影響增肌效果。

「生酮飲食」、「間歇性斷食」，哪種適合我？

生酮飲食亦是這幾年來備受討論的飲食方式，執行正確即能達到快速的瘦身效果，吸引許多人躍躍欲試。生酮飲食源自於國外，一開始是用來治療癲癇病患，改善他們腦部不正常放電現象，而減肥只是其附加價值。

生酮飲食為什麼可以燃脂瘦身？

一般正常飲食是以碳水化合物為主，經過體內消化代謝生成葡萄糖而進入血液當中，在經過胰島素的協助之下進入細胞中，提供人體當作能量來源利用；但是生酮飲食是以脂肪為主，當體內缺少了碳水化合物的來源時，脂肪在體內會經由肝臟代謝生成「酮體」，提供人體當作能量來源，可以快速將討人厭的脂肪燃燒代謝掉，這也是「生酮飲食」命名的由來。

生酮飲食需控制攝取多少碳水化合物，才能讓人體產生酮體？其實因人而異，不過常見的標準大概需控制在五十克左右，甚至有些嚴格的生酮飲食，碳水化合物只占總熱量的 5%。但光是蔬菜中的碳水化合物量就可能會超過 5%，所以主食、水果通通都不能吃，執行起來相當困難。

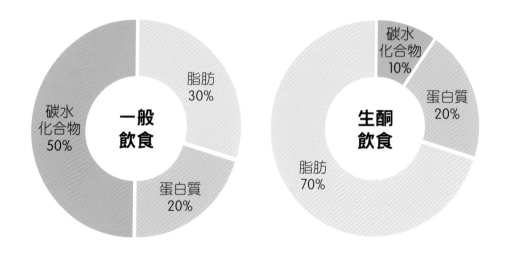

一般飲食：碳水化合物 50%、脂肪 30%、蛋白質 20%

生酮飲食：碳水化合物 10%、蛋白質 20%、脂肪 70%

進行生酮飲食，不瘦反胖？

身為營養師的我，遇到不同的飲食方式時除了了解理論，當然也想知道實際執行起來會有什麼感覺、會遇到什麼困難、是否容易執行等，所以我也曾經和安媽一起執行生酮飲食。

在執行前，我們做了基本的健康檢查，包括血糖、血脂、體重等，並且買了生酮試紙、MCT 油、草飼奶油。執行了一個月後，我的減脂效果不錯，共減去兩公斤的體脂肪；但安媽不但沒有變瘦，反而還胖了。這讓我有些困惑，一問之下才知道，她在執行生酮飲食時，常常偷吃東西，而且還是高碳水食物！結果變成同時補充碳水和油脂食物，不僅進不了生酮燃脂狀態，還比平常吃了更多的油，當然會變胖！對喜愛美食與擅於料理的安媽來說，生酮飲食完全不適合她，因此後來才決定改採用減醣飲食和168 間歇斷食，終於順利瘦下來。

如果你執行了某種飲食法沒有效果，可以進一步思考，是真的正確執行了卻沒有進展，還是因為沒有正確執行導致無效？各種飲食法沒有絕對的好或壞，各有其優缺點，在執行前都需要先進行基本了解，評估是否可以長期執行。能夠融入個人生活，不會感到痛苦、負擔的飲食法，才是最好、最適合自己的方法。

生酮飲食的優點

1. 減重快速

生酮初期,肝臟與肌肉會釋放肝醣與水分,造成脫水現象,這也是剛開始體重會明顯下降的原因,持續保持生酮狀態,開始代謝脂肪,讓減脂越來越順利。

2. 不容易感到餓

因為要攝取大量油脂,會延緩胃排空,所以飽足感較持久,連平常食量大的人,也不容易有餓肚子的情形。

3. 改善胰島素敏感度

有些研究顯示,生酮飲食達成減重效果後,對於胰島素的敏感度也有正向幫助,但目前都還屬於小型研究,還需要更大型的研究證據。

4. 減脂期間減少肌肉消耗

健身族群只要訓練足夠,營養也充足,還是可以維持肌肉量,並且同時達到快速減脂的好處。

生酮飲食的缺點

1. 需要適應期

飲食方式改變較大,身體也需要多一點的時間適應,像我在執行初期,因為完全沒有吃碳水化合物,而出現頭暈的現象,有些人稱為酮症。

2. 不適合慢性病患者

因攝取大量油脂,而油脂來源又是從奶油、椰子油或其他動物性油脂而來,這些油脂的飽和脂肪酸含量較高,高血脂、心血管疾病的人需特別留意。第一型糖尿病的患者,會有酮酸中毒的現象,不宜進行。

3. 腸胃容易不適

因為需要攝取大量油脂,腸胃不好的人容易出現腸胃不適的現象。

4. 增肌效果不明顯

最大的原因是蛋白質的攝取量無法提升到太高,因為蛋白質會促發胰島素分泌,影響生酮的狀態與增肌的效果。

5. 外食不易執行

大多的外食食物皆以碳水化合物為主,符合生酮飲食的選擇性較少。

不要追求「瘦得快」，而是要「瘦得久」

近年來，不管是生酮飲食、減醣飲食、間歇性斷食或是低 GI 飲食，都是大家耳熟能詳的飲食瘦身法；其他坊間也有各種不同類型的瘦身法，例如：代餐、減肥藥、單一食物，甚是藥物輔助等。每每看到明星藝人瘦身成功之後，媒體或社交網路便會一窩蜂推崇某種瘦身法；若身邊有好友減重成功，我們也會好奇自己是否也適合這種方法，能不能順利瘦下來。

然而，很多人往往追求的不只是要「變瘦」，還要「快速變瘦」，希望馬上執行、馬上見效，卻忽略了這樣的瘦身方法是否能夠長期維持。如果執行起來很痛苦，甚至要完全改變原本的生活模式，那麼即使瘦了也很容易復胖，掉入減肥的無限輪迴。

兩個月減掉 8% 體脂肪

很多人看我現在的身型，以為我是天生的瘦子，不過我也曾經減肥過幾次，最近的一次就是在考完營養師之後。

在準備考試期間，安媽擔心我太累、營養不夠，三餐準備了滿滿的食物，我也照單全收。加上隨著大考之日接近，原有的運動習慣也都暫停，果然在考試之後發現體重跟體脂來到了人生高峰。

於是我便在考完試後開始進行瘦身計畫，使用的方法是均衡減醣，減少碳水化合物的攝取量，吃足夠的蛋白質以及適量的脂肪，再搭配上一週約五天的重訓和有氧運動。這樣執行下來，兩個月後，順利減掉了 8% 的體脂肪。

在這期間，我保有正常的社交生活，偶爾和朋友聚餐，也會吃一些甜點、炸雞，但大部分的飲食與運動都保持在正確的軌道上，再加上一點點堅持，就能達成目標。

變瘦不難，難的是維持

我協助安媽進行 168 斷食法後，她大概維持一個星期瘦一公斤，一個月就瘦下了四公斤，但是後來幫阿嬤瘦身時，她一個月只瘦下兩公斤。我們當時對於這樣的成果有點挫折，但是檢視了飲食內容與方法，確認方向無誤，還是很有耐心的持續進行。後來發現阿嬤雖然因為年紀大、代謝較差，導致瘦身速度比較慢，但是五個月後，也瘦下了十公斤。

阿嬤的例子也再度提醒我，瘦身不是百米衝刺，而是一場馬拉松，能夠堅持到最後才是真正的贏家。瘦身的路上，不要把焦點放在短時間瘦身，而是找到一個可以長期維持的方法，持續進行，才能達到終身維持身材的目標。

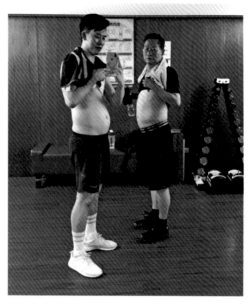

變胖的當時，體脂 24%，肚子看起來比旁邊的老爸還大。

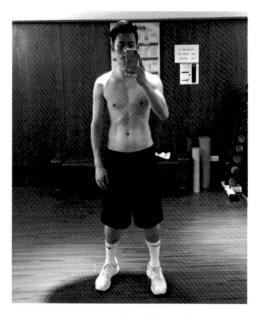

經過二個月的努力，體脂降至 16%，肚子也不見。

安媽的 168 斷食瘦身計畫

　　我的媽媽，今年六十歲，網友都叫她安媽。她其實原本身材就已經算是標準，但一直希望能再瘦一點，這樣穿衣服會更好看。為了達成她想要成為美魔女的心願，我決定幫她擬定飲食改造計畫。

　　有鑑於她之前執行生酮飲食失敗的經驗，在開始瘦身前，我先檢視了我們家的生活與飲食習慣。因為安媽很會做菜，我們也幾乎很少外食，於是便以減醣飲食與 168 斷食法來進行瘦身計畫。

第一階段：168 斷食＋控制食物分量

　　因為電臺工作的關係，我們家大概會在五、六點起床，因此 168 斷食的第一餐通常安排在早上十點，最後一餐則是在下午六點以前吃完。下午兩點左右會再安排一個二百卡左右的小點心，透過限縮進食的時間進行減重計畫。

　　早上十點與晚上六點的這兩餐，會利用餐盤（詳細作法會於後面章節介紹）打造均衡又營養的瘦身料理。通常餐盤會包含兩道蛋白質料理、三道蔬菜料理，主食的部分則是會控制分量。比方說，以前吃一碗飯，現在只吃半碗，或是加入蒟蒻米減少醣分、增加飽足感；此外，還會加上一點點的水果與堅果，就能達到營養均衡，又具有飽足感。

　　一週內會安排一天的自由日，讓安媽可以吃自己喜愛的食物，像是和牛火鍋、韓式料理等，但遵循的原則不變，盡量均衡飲食、攝取六大類食物、減少碳水化合物的攝取量。雖然自由日可以滿足口腹之慾，卻不等同於放縱日，如果吃太多高熱量或垃圾食物，很容易讓減重速度卡關或讓之

前的努力付諸流水。

　　以這樣的方式執行四週後，安媽瘦了將近四公斤，也感覺肚子明顯瘦了一圈，而且過程中沒有感到飢餓難耐或任何不適。通常進行一個月後，身體會慢慢適應，這時候需要再重新檢視並調整飲食內容，所以接下來會進入瘦身的第二階段。

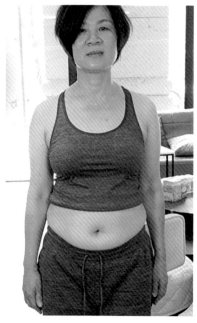

瘦身前：60 公斤

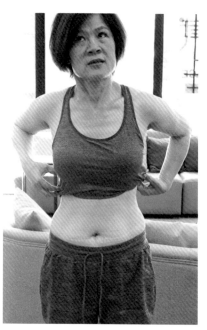

瘦身後：56.8 公斤

───── Sunny 營養師的小教室 ─────

168 斷食可以吃甜點嗎？

　　減重初期的前四週，盡量避免精緻或加工食物。進行 168 斷食時，如果兩餐之間會肚子餓，可以選擇吃二百卡以內的小點心，安媽的下午茶通常是一杯堅果飲、拿鐵，或是馬鈴薯沙拉等。

　　乖乖執行四週後，通常就會看到瘦身成果，這時可適度放鬆一下，吃吃紅豆餅、麵包等高碳水點心，但還是只能偶爾為之，不能過於頻繁。

第二階段：168 斷食＋低醣飲食

一開始在瘦身前，會先計算出身體一整天所消耗掉的熱量 TDEE（Total Daily Energy Expenditure），像安媽的 TDEE 是一千五百大卡，就會控制她每天進食的熱量，TDEE 減掉二百卡。而在執行減重一段時間之後，體重改變了，TDEE 也會需要同步調整。

通常執行間歇性斷食後，就會看到不錯的瘦身成效，但是往往到了第五至八週的時候，就會有點卡關了，這也是大家在減脂期間容易遇到的問題，遇到停滯狀態時該怎麼辦呢？

根據熱量平衡原理，要減重就得減少熱量攝取，或是增加熱量消耗。因此面對停滯期時，基本上也是採取這兩個方向因應：一個是吃得更少，另一個就是要動更多。

安媽在減重的第二階段，除了維持 168 斷食，並加入了減醣飲食，幫助她突破卡關瓶頸，像是碳水化合物的量再減少 25％，或是選擇醣分較低的水果，像是小番茄、西瓜、哈密瓜、香瓜、芭樂等，取代原本醣分較高的食物。

減重卡關時可以稍微調整食物的內容，但是建議微調就好，如果忽然減少太多熱量，身體容易產生飢餓感，並不容易維持。

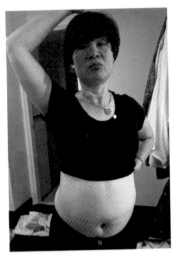

安媽最胖的時期，肚子上的厚厚脂肪是她最想消滅的部位

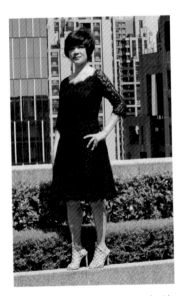

瘦下來的安媽，肚子上的脂肪消失了許多，終於可以穿上喜歡的衣服。

如何鼓勵長輩開始運動？

安媽沒有運動的習慣，也不喜歡運動，頂多就是一週一次在家裡搖搖呼拉圈。168斷食雖然讓她甩掉一些體重，不過如果想要有好看的線條，還是得要靠運動提升肌肉量，達到增肌效果。

像是安媽這種沒有運動習慣的人，要她自己去到陌生的健身房運動，真的不是一件容易的事情，最好的辦法就是陪著她一起養成運動的習慣，提升自我效能（獨立完成一件事情的能力）。等到她有辦法自己去健身房，並且執行完一個小時的訓練，包含熱身、各種部位的訓練，有了成就感之後意願就會提高，也才能夠維持下去。

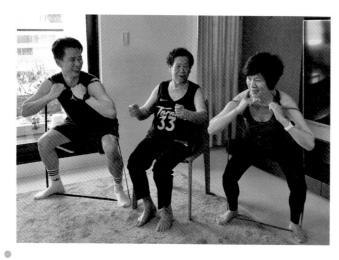

安媽也是喊了好幾年，最近才願意開始運動。

幫阿嬤用 168 斷食，
體重減輕、不用再吃血糖藥

我的阿嬤——阿環小姐，今年已經八十八歲了，由於阿公過世得早，獨自扶養五個小孩長大，是一位堅強的傳統女性。

小時候有一陣子，安媽在夜市擺攤，就將我送到臺東阿嬤家，請阿嬤照顧我。還記得當時安媽會載我到機場，我再自己獨自搭飛機到臺東。我很喜歡去阿嬤家，因為阿嬤開了一間小雜貨店，家裡總有吃不完的零食，還有可以玩無限次接關的快打旋風電玩。

記得那時阿嬤每天會幫我梳油頭、擦香水，把我全身打點整齊，才把我送去幼稚園上課。而我懂事以來，阿嬤一

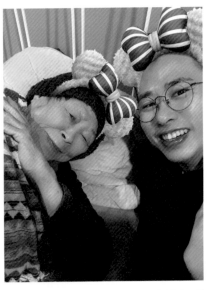

八十八歲的阿環小姐，雖然行動力大不如前，但頭腦還是很靈活，是我們家的開心果。

直都是胖胖的身材，印象中好像沒看過她瘦的樣子。

由於年紀的關係，阿嬤現在的行動力已大不如前，也有長年的慢性病問題。正如前面所提到的，我考營養師的目的之一，就是想幫助家人維持健康，希望運用我的營養知識幫助家人。小時候悉心照顧我的阿嬤，現在該換我好好照顧她了。

長期過油、過量飲食，吃出三高問題

阿嬤常說：「一粒米二十四滴汗。」所有的東西都要珍惜，不能浪費。這也反應在她的飲食習慣上，除了吃太油、重鹹之外，也因為節儉，捨不得將剩菜剩飯丟棄，就通通自己吃下肚，三餐往往吃得過量，長期下來造成三高問題（高血脂、高血壓、糖尿病），體重、體脂也過高。

阿嬤原本身高一百六十二公分，但是因為有嚴重駝背，變成一百五十公分，體重一直都在七、八十公斤左右。除了三高問題，還曾經中風過三次，所以我們也一直希望能夠調整阿嬤的飲食習慣，改善她的身體狀況。

不過阿嬤遠在臺東，很難在一旁指導她的三餐，直到有次她來臺北就醫，我把握難得的機會，幫她進行飲食控制計畫，大約實行了三到四週，她的體重從原本的八十二公斤降到了七十八公斤。但是習慣被好山好水包圍的阿嬤，實在待不慣臺北這個大城市，每天吵著要回臺東，我們最後於心不忍，便讓她回家，而第一次的減重計畫也就宣告失敗了。

大約一年後，阿嬤因為糖尿病問題，血糖控制不佳，導致腳上的傷口一直無法癒合，臺東的醫生建議阿嬤轉往臺北就醫。而這一次，讓我真切感受到幫阿嬤瘦身是一件刻不容緩的事。

高齡阿嬤也可以執行間歇性斷食？

在阿嬤搬來臺北與我們同住之前，我和安媽已經進行 168 斷食一段時間了，加上阿嬤早睡早起的作息和我們差不多，所以就很自然的和我們在相同的時間一起用餐。

不過由於糖尿病患者如果血糖突然降得太低，會有即刻性的危險，所以在幫阿嬤控制飲食時，採取緩慢的方式進行，避免一下子大幅度的減少食物分量，並且早晚測量血糖值，觀察血糖是否安定。在這段期間，阿嬤也持續回醫院檢查，我們也和醫生保持密切的討論。**一般糖尿病、慢性病等患者，不建議自行貿然進行斷食，務必尋求專業人員的建議與協助。**

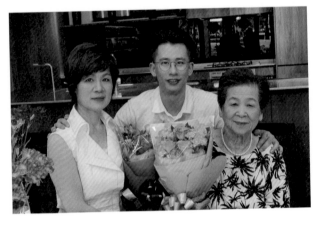

阿嬤第一次在臺北過母親節。守護這兩位偉大女性的身體健康，是我的責任。

阿嬤的瘦身飲食重點

在幫阿嬤瘦身前，已經有安媽的成功案例，所以執行起來更為明確、有信心。主要原則仍是以「吃得均衡、控制分量」為主，從總熱量和營養素兩大方向來調整阿嬤的飲食習慣。

阿嬤的用餐時間和我們相同，早上十點吃第一餐，六點前吃最後一餐，二點會有個小餐點，在進食的八小時期間，阿嬤吃得營養又均衡。重點在於全面攝取六大類食物且控制好分量，碳水化合物總量不要過量，蛋白質與蔬菜需要充足，水果、堅果需要適量。說起來好像很簡單，但執行起來還是需要花一點時間適應，畢竟以前阿嬤自己會默默吃掉一整條木瓜，現在規定她只能吃兩片，如果說以前是「豪飲」，那現在就只能是「小酌」了。

阿嬤的瘦身計畫和安媽差不多，都是以168斷食＋均衡飲食＋減醣飲食為原則。不過阿嬤年紀大，又有血糖問題，更需要漸進式的調整飲食分量，不能調整得太快、太激烈，心態上也得更有耐心，不能心急。剛開始，阿嬤體重降得非常緩慢，我們一度也感到小挫折，還好阿嬤配合度很高，我們也耐心的堅持繼續，第一個月雖然只有減下了二公斤，但是到了第五個月，已經瘦下十公斤。正確的飲食方式，可以融入日常的持續進行，把時間拉長一點來看，效果還是很棒的！

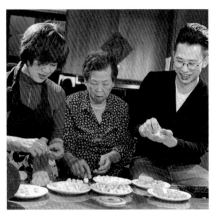
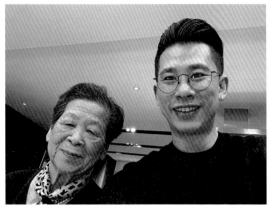

怕阿嬤又會想回臺東老家，我們
每天都會找事情讓她做，讓她不
會覺得無聊，或是請她做一些小
加工，提升她的自我價值感。

瘦下來的阿環小姐，臉上的笑容也變多了。

改變飲食後，不用再打針、吃藥

　　阿嬤來臺北就醫檢查後，大約住院三個星期，靠著注射胰島素和吃血糖藥控制了高血糖，但出院後身體變得虛弱，也有水腫問題。幫她進行瘦身飲食三個月之後，當她再度回醫院檢查時，體重已經從原本的七十五公斤降到七十公斤以下，她的糖化血色素也降到 6.4%，於是醫師判斷她可以不用再打胰島素，也可以不用再吃血糖藥了。

　　在停血糖藥後的下一次回診中，醫生發現阿嬤的血脂也下降了，於是血脂藥也可以減量，從每天一次變成兩天一次，這些都是改變飲食後出現的正向回饋。這樣的改變，不只我們很開心，不用再吃那麼多藥的阿嬤也很開心，並且更相信改變飲食的力量，而持續執行。

　　就在我寫書的現在，阿嬤的體重已經降到了六十三公斤左右。對阿嬤來說，減肥不是為了變更漂亮（當然穿衣服變好看她也是很開心），而是改善她的健康，以前的她晚上睡覺總是會抽筋，現在抽筋的頻率變少了、

睡眠品質變好了、人也變得有精神了，這些一環扣一環的影響，都是從她改變飲食那一刻開始的。

　　阿嬤驗證了當飲食不正確的時候，只靠吃藥是沒有效的；當飲食正確的時候，是可以不需要吃藥的，所以我們需要的是好的食物，不是好的藥物。只要控制「吃下肚子的東西」跟「每天吃的分量」，八十八歲的阿環小姐不挨餓、不節食，也能瘦得健康，希望她的故事，也能鼓勵你或你家中的長輩。

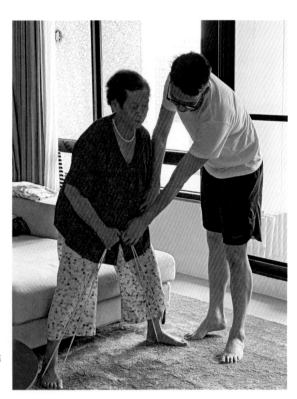

阿嬤體重減輕之後，我開始帶
她做一些簡單的阻力訓練。

如何讓長輩願意改變長年的飲食習慣？

我將安媽和阿環小姐的瘦身故事分享到網路上後，得到很多網友的熱烈迴響，大家都想知道如何說服家中長輩，讓他們願意改變飲食習慣？

我以前也覺得阿環小姐很固執、很難改變，加上她年紀大了，是否應該讓她隨心所欲的吃自己想吃的東西呢？但是每當我帶著她跑醫院時，就又想著，為什麼要讓這些可以預防的事情發生呢？如果能從日常生活中做些改變，讓她減少身體的苦痛，是否更值得追求呢？

後來的阿嬤會願意配合改變，最主要的原因是她自己也有感受到瘦下來之後，生活有了正向的回饋，她不用每天再吃那麼多的藥，不會半夜突然抽筋痛醒，她感受到身體與精神狀態都變得更好，當她獲得到這些好處後，更願意持續下去。

我也希望透過這樣的分享，讓更多人知道，原來飲食對我們的身體健康來說，是這麼重要，不要等到失去的時候，才懂得珍惜。

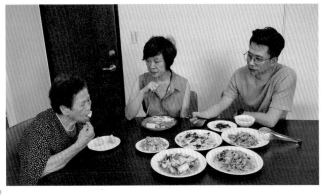

試著全家人一起身體力行享受健康飲食，效果會比用口頭不斷糾正長輩飲食習慣來得好。

PART 2

168 斷食
瘦身餐盤攻略

本章將告訴大家六大類食物的重要，
再利用這六大類食物打造出均衡營養的「168 斷食瘦身餐盤」，
學會掌握食物種類與分量，每天吃得飽足，健康瘦下來！

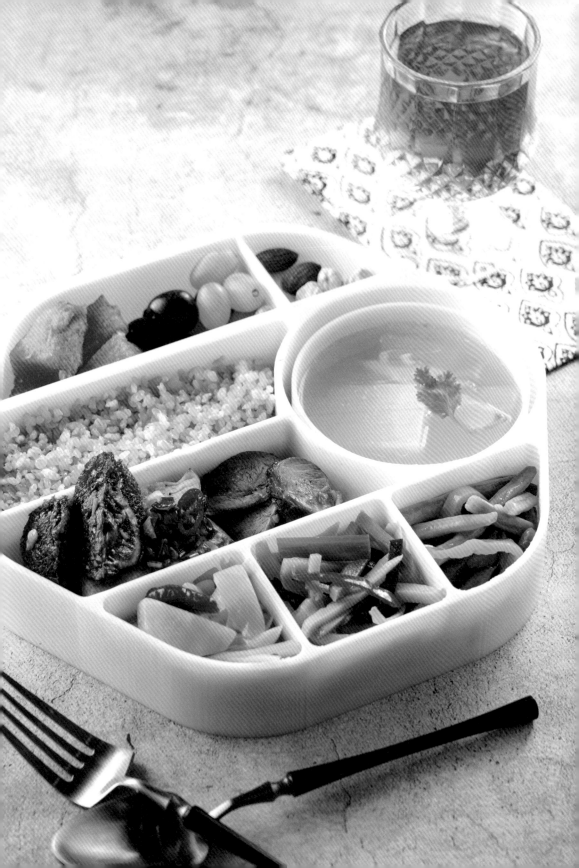

瘦身前，你一定要了解三大營養素

　　我們常常說改變觀念就會改變行為，所以瘦身之前要先改變的就是我們的腦袋，才能用科學的方式健康瘦身。本篇要帶大家了解最基礎的營養學，學會了才能聰明吃！

　　碳水化合物（醣類）、蛋白質、脂肪，這三類能提供身體能量的營養素，就叫產能營養素。

碳水化合物（1g=4Kcal）

　　碳水化合物也就是所謂的醣類，最常出現在主食類、水果類的食物當中，利用食物中的醣類轉化成葡萄糖供給人體利用，因為在體內的生化代謝路徑最快速，轉換成能量的阻力最小，成為人體最主要的能量來源。

　　現代人的日常飲食，普遍醣類攝取過量，而過量的醣類在體內則會代謝生成脂肪，甚至造成脂肪肝。雖然醣類攝取過量會造成脂肪堆積，但是我們也不能沒有它，所以重點是要學會掌握其分量。

　　醣類食物最常見的有全穀雜糧類、蔬菜及水果類，其中全穀雜糧類的食材所含的醣分最高，水果次之，最少的為蔬菜。蔬菜當中的醣分含量相當低，還富含了難消化的纖維，所以日常飲食中，最需要控制就是全穀雜糧類以及水果類的分量。

　　醣類包含了吃起來甜甜的糖類，像是白糖、砂糖、果糖等，這類的精緻糖在體內吸收快速，容易影響血糖波動，過量攝取也會在體內產生糖化終產物（Advanced Glycation End products; AGEs）而造成身體發炎，所以這類的精緻糖應盡量有意識的減少，特別是添加高果糖玉米糖漿的飲料，

過量容易造成肝臟代謝負荷，引發各種代謝性的疾病，像是肥胖、高血脂、高血壓、糖尿病等。

蛋白質（1g=4Kcal）

蛋白質可幫助肌肉合成，維持免疫功能，是建構與修復體內組織最重要的營養素。

蛋白質經過人體消化吸收會轉變成胺基酸，而其中有些胺基酸人體能夠自行合成，稱為「非必需胺基酸」，有些需要從食物補充，稱為「必需胺基酸」。想要從食物補充蛋白質時，除了蛋白質含量外，還要考慮品質，高品質蛋白質食物裡的必需胺基酸含量高，消化吸收率以及利用率也比較高，像是雞蛋或是乳品都是優質來源。而植物性蛋白的優質來源就屬豆類，雖然含量低於動物性來源，但是較不易攝取過多的脂肪。

蛋白質缺乏並不會讓你感到飢餓，但是長期下來對生理機能可能會有所影響，特別對於長者來說，容易產生肌少症問題，影響生活機能，而素食者也容易因缺乏蛋白質而造成貧血等問題。

蛋白質在體內代謝會生成含氮廢物，需要經由腎臟代謝排出，對於腎功能較差或是不佳的人，更要注意蛋白質的攝取量。

脂肪（1g=9Kcal）

脂肪是構成體內各種荷爾蒙的重要原料，與調節生理功能息息相關，甚至連變瘦的荷爾蒙也是經由脂肪組織分泌，可降低我們的食慾，還有保護內臟、骨骼，幫助脂溶性維生素吸收等功能，還能夠提供能量，功能非常多。雖然是三大營養素中熱量最高的，但適度保有是非常重要的。

但是我們通常都保存太多了，過量的脂肪容易產生問題，過多的腹部脂肪會分泌讓身體發炎的激素，導致各種代謝性疾病，像是糖尿病、高血壓、高血脂等，所以應該要適度的攝取脂肪，才是維持健康的關鍵。

脂肪依照結構可區分為「飽和脂肪酸」及「不飽和脂肪酸」，飽和脂肪酸結構比較穩定，不具有雙鍵，一般常見的動物性油脂，像是豬油、牛油，或是植物性來源的椰子油。

而不飽和脂肪酸帶有雙鍵，又可分為單元不飽和脂肪酸、多元不飽和脂肪酸，常見的就是大多植物油。根據雙鍵的位置還能區分為不同的脂肪酸，像是常聽到的 Omega3、6、9。Omega9 含量豐富的有橄欖油、苦茶油、酪梨油；Omega6 含量豐富的有大豆油、花生油等；Omega3 含量豐富的有魚油、亞麻仁油等。

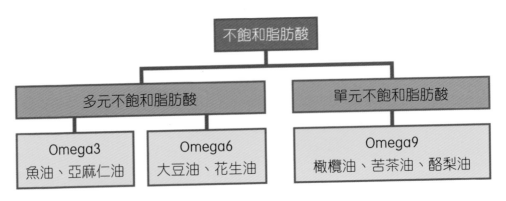

飽和脂肪酸結構穩定，可以耐高溫，而且吃起來又香，但是過量攝取容易讓體內的低密度膽固醇升高，對於健康會有所影響。而不飽和脂肪酸，比較不會有這樣的問題，但是結構較不穩定，也不適合長時間高溫烹調，其中單元不飽和脂肪酸，像是初榨橄欖油，穩定度次之於飽和脂肪酸，雖然發煙點不高，但是加熱過程當中比較不會產生極性物質。其實**各種油脂都有優缺點，建議輪流食用，不要只吃單一種類，就能攝取各種油脂的營養成分。**

唯有要注意反式脂肪酸，常出現於人工奶油、糕餅、油炸類食物當中，應避免食用。植物油中的不飽和脂肪酸，結構較不穩定，經過氫化作用可以變得穩定，但是沒有氫化完全就會產生反式脂肪酸，對心血管方面的健康會帶來不好的影響。

想要健康瘦，「非產能營養素」也不可少

　　除了碳水化合物（醣類）、蛋白質、脂肪，這三大產能營養素外，還有五個不會產生能量的營養素，包括礦物質、維生素、膳食纖維、植化素、水。

　　這些營養素雖然不會產生能量，但是在我們體內參與了重要的代謝反應，所以除了產能營養素，我們也要補充這些非產能營養素，才能維持良好的代謝反應，對於健康瘦才有好的幫助。

礦物質

　　分為微量礦物質、巨量礦物質，依照體內需要量的多寡來區分，但是就算是需要量少，也都是非常重要。

　　礦物質與體內的生化代謝路徑有關係，還能夠調控身體內的恆定，像是體內血壓就是透過鈉、鉀來做調節；肌肉收縮、心臟跳動的調控需要鈣質的幫助；硒能夠協助抗氧化的順利進行；血液運送氧氣需要鐵的幫忙，這些礦物質雖然不會產生熱量，但是非常重要。

　　礦物質必需從食物中取得，人體無法自行製造，唯有均衡飲食才能補充這些礦物質，這也是為什麼均衡飲食十分重要，如果只補充某些類型的食物，就容易造成缺乏症，而影響生理機能。

維生素

　　包含水溶性維生素及脂溶性維生素，水溶性維生素有維生素 B 群、維生素 C；脂溶性維生素為 A、D、E、K，兩者最大的差別在於吸收方式的不同，水溶性的維生素較容易被人體吸收，過多則會透過尿液排出；脂溶性維生素需要藉由脂肪的幫助，才能被吸收利用。

　　有些維生素的需要量非常低，但是非常重要，能夠幫助視覺正常、鈣質吸收、抗氧化、凝血功能、神經系統健康，以及協助三大營養素的代謝，所以就算維生素不會產生能量，也要好好的補充。

膳食纖維

　　算是多醣類的一種，並非完全不提供熱量，而是提供的熱量比較低，1 公克可產生 2 大卡。提供熱量不是膳食纖維主要的功能，所以通常會忽略計算它所占的熱量。

　　膳食纖維區分為兩種，包括水溶性膳食纖維以及非水溶性膳食纖維，功能也有所區別。

種類	水溶性膳食纖維	非水溶性膳食纖維
效用	1. 降低血膽固醇	1. 增加糞便體積
	2. 穩定血糖數值	2. 增加腸道蠕動
	3. 能增加飽足感	3. 減少毒素在腸道時間

　　膳食纖維雖然不是維持生命機能的必需營養素，但如果缺乏也會對健康造成很大的影響，所以必需攝取足夠。根據國民營養調查顯示，國人有九成以上膳食纖維攝取不足。攝取來源除了大家都知道的蔬菜、水果外，

豆類、穀類當中的纖維含量也頗為豐富，所以會建議以糙米飯取代白米飯，就能多攝取到膳食纖維中的營養成分。

每天建議攝取 25 ～ 35g 的膳食纖維，以蔬菜來說，每一份 100 公克當中，含量有 2 公克以上就算是表現不錯的食材，多吃也不易熱量超標，168 斷食期間如感到肚子餓，可多吃蔬菜增加飽足感。

植化素

植化素（Phytochemicals），也稱為植物化學物質，同樣也是不會產生熱量，但是卻對人體健康很重要的物質。

植化素是植物生長必要的成分，也是產生五顏六色以及各種氣味的原因，能夠幫助植物增加自我保護的能力，抵抗各種感染、汙染的傷害。

近年來有許多研究證實，補充適量植化素對於人體各種功能非常有幫助，像是對抗自由基、增強免疫功能、增加酵素活性等，同時對代謝性疾病有很好的改善效果。但人體無法自行製造植化素，需要從蔬果中攝取，而不同顏色的蔬果含有的植化素也不同，唯有多方面攝取，才能獲得多元補充。

「食魚食肉，也著菜佮。」我總是一再提醒多吃蔬菜水果的重要性，原因就在於此，均衡飲食能讓減脂時的代謝更順利，瘦身瘦得更健康。

蔬果顏色	紅色	黃色	綠色	紫色	白色
常見蔬果	番茄、西瓜、葡萄柚	甜椒、玉米、南瓜、橘子、柳丁	花椰菜、青江菜、奇異果	茄子、紫高麗菜、葡萄、藍莓	大蒜、洋蔥、梨子、香蕉
植化素	茄紅素	類胡蘿蔔素、葉黃素、玉米黃素	吲哚	花青素、類黃酮	大蒜素、檞皮素、含硫化合物

水

　　水也算是營養素的一種？水沒有任何營養成分，頂多含有一些極少量的礦物質，也不會產生熱量，但人體若缺乏水分不僅營養素無法發揮效用，身體內的廢物也無法排出體外。除此之外，水對於體內電解質平衡、體溫調節，還有營養素的代謝水解也都相當必要，所以請大家務必重視。

　　人體獲得水分來源主要有三種路徑：直接喝水、食物中的水分、體內代謝生成的水；人體排出水分的路徑有四種：皮膚、呼吸、尿液，還有糞便，排出與攝入需要達到平衡。

　　每個人每天需要的水量不太相同，精準的計量方式需要透過排出量來判斷，不過我們也可以利用體重來簡單計算，體重×30ml 是一天最基本的喝水量，如果有減重需求時，建議可以增加到體重×40ml 的純水量。腎臟功能不全或是其他特殊疾病者，請與專業人士討論。

膳食纖維資優生

每日建議攝取25~35g膳食纖維

1.水果

蛋黃果(仙桃)
6.1g/100g

百香果
5.3g/100g

土芭樂
5g/100g

榴蓮
4.4g/100g

紅柿(四周柿)
4.4g/100g

2.蔬菜

木耳
7.7g/100g

牛蒡(澱粉蔬菜類)
5.1g/100g

有機黑豆芽
4.9g/100g

野莧菜
4.3g/100g

黃秋葵
4.1g/100g

3.豆類

烘烤黑豆
27.1g/100g

鹽酥蠶豆
23.1g/100g

白鳳豆
19.6g/100g

青仁黑豆
18.6g/100g

紅豆
18.5g/100g

4.穀類

大麥
15.3g/100g

小麥
11.3g/100g

爆米花玉米
10.3g/100g

燕麥
8.5g/100g

糙薏仁
6g/100g

資料來源：衛福部

四步驟，算出你可以吃的食物分量

　　碳水化合物（醣類）、蛋白質、脂肪，這三大產能營養素在體內經過生化反應後，提供給我們能量，維持生命機能，同時也是我們在計算熱量當中最主要的關鍵。

　　接下來一步步帶大家計算，自己每天需要吃進多少熱量，以及食物的分量。

Step 1　計算基礎代謝率（BMR）

　　基礎代謝率（Basal Metabolic Rate, BMR），表示一個人維持生命機能所需要消耗的熱量，可利用以下公式算出：

【男性】

$$66 + (13.7 \times 體重(kg) + 5.0 \times 身高(cm) - 6.8 \times 年齡)$$

【女性】

$$655 + (9.6 \times 體重(kg) + 1.8 \times 身高(cm) - 4.7 \times 年齡)$$

Step 2　計算每天總消耗熱量（TDEE）

　　不過基礎代謝率並不代表整天消耗的熱量，因為每個人的活動強度，消耗的熱量也不同。另外，攝取營養素之後，代謝也會消耗能量，所以每天總消耗的熱量 TDEE（Total Daily Energy Expenditure）應包含：基礎代謝率（BMR）＋攝食產熱效應（Diet-Induced Thermogenesis, DIT）＋ PA

身體活動量（Physical Activity, PA）。

可以透過以下公式，計算每天總消耗熱量（TDEE）：

每天總消耗的熱量（TDEE）＝基礎代謝率（BMR）× 身體活動等級活動（Physical Activity Level, PAL）

◆ 身體活動係數參考

活動量	TDEE 計算
低：幾乎沒有運動	BMR X 1.1 ～ 1.4
稍低：每週低強度運動 1 ～ 3 天	BMR X 1.4 ～ 1.6
適度：每週中強度運動 3 ～ 5 天	BMR X 1.6 ～ 1.8
高：每週高強度運動 6 ～ 7 天	BMR X 1.8 ～ 2.0

不過，此運動係數與實際情況容易產生誤差。例如：你每週上健身房三次，便 ×1.5 計算，但其實大多時間都在拍照、滑手機，運動強度根本不足達標，數值就會被高估。所以此係數所計算出來的 TDEE 只是參考值，評估出來的總熱量還需視個體的差異化，隨時觀察自身變化，並且以週為單位隨時調整，才能達到最佳效果。

Step 3 計算三大營養素分配

接下來，我們即可推算一天要如何分配營養素的分配量。均衡飲食與減醣飲食的營養素比例分配為：

飲食法	碳水化合物	蛋白質	脂肪
均衡飲食	總熱量的 50 ～ 60%	總熱量的 10 ～ 20%	總熱量的 20 ～ 30%
減醣飲食	總熱量的 30 ～ 40%	總熱量的 10 ～ 30%	總熱量的 20 ～ 40%

如果一天的 TDEE 算出來為一千五百卡，在均衡飲食下的每日三大營養素攝取量為：

碳水化合物：50%×1,500kcal=750kcal

蛋白質：20%×1,500kcal=300kcal

脂肪：30%×1,500kcal=450kcal

Step 4　計算三大營養素的分量

再分別除以它們可以產生的熱量，就可以知道你一天需要攝取的營養素分量。

碳水化合物：750kcal／4（1 公克產生 4 大卡的熱量）=187.5g

蛋白質：300kcal／4（1 公克產生 4 大卡的熱量）=75g

脂肪：450kcal／9（1 公克產生 9 大卡的熱量）=50g

看到這裡，相信大家應該都已經了解如何分配熱量與營養素。接下來，將更進一步告訴大家如何透過六大類食物，將這些營養素平均分在每餐料理中，均衡的攝取各種營養素。

六大類食物這樣吃，才會健康瘦！

　　很多人常會問我各式各樣關於「吃」的問題，像是減重時可以吃米飯嗎？斷食時可以吃水果嗎？睡覺前喝一杯牛奶會不會變胖？有糖尿病的人可以吃木瓜嗎？食物種類非常多，可能永遠回答不完，所以通常我都會請他們先想一想關於「分量」的問題。

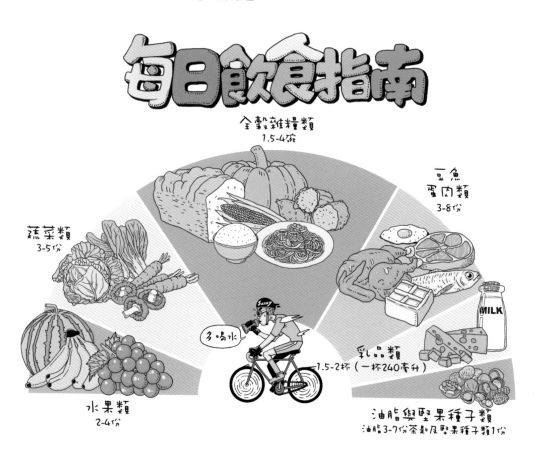

每日飲食指南

全穀雜糧類
1.5-4碗

豆魚蛋肉類
3-8份

蔬菜類
3-5份

多喝水

乳品類
1.5-2杯（一杯240毫升）

水果類
2-4份

油脂與堅果種子類
油脂3-7份茶匙及堅果種子類1份

資料來源：衛福部

控制六大類食物分量，是瘦身關鍵

如果你一天所需的熱量是一千二百卡，白天已經攝取足夠的熱量，那麼睡前喝一杯二百卡的牛奶，你覺得會變胖嗎？如果你今天只吃了一千大卡，再喝二百大卡的牛奶，情況與前者是否相同呢？我想答案呼之欲出了。在減重期間，除了選擇食物種類以外，控制食物的分量更是關鍵。

很多人也許曾經試過單一食物減肥法，三餐只吃蘋果或是沙拉餐、水煮餐，但往往無法長久維持，終將走向失敗。其實減肥也可以天天享用色香味俱全的料理，融入生活中的飲食，才能健康長久。

根據衛福部國民健康署的「每日飲食指南」，將食物分成六大類，攝取這六大類食物就是所謂的「均衡飲食」，而我所執行的 168 斷食法，在進食的八小時內，會以均衡飲食為主。接下來就帶大家認識六大類食物，以及需攝取多少的分量才能達到瘦身的效果。

全穀雜糧類

米飯是亞洲人的主食，也是許多人每天一定要吃的食物。以前的農業社會中，大部分的人都是以勞動維生，需要耗費大量體力，吃米飯不但能帶來飽足感，也可以快速提供身體能量來源，且代謝速度優於蛋白質以及脂肪。

不過，現在許多人的生活型態幾乎久坐、運動量少，加上精緻澱粉無所不在，導致碳水化合物攝取過量，長期下來產生各種代謝性疾病。但是澱粉並不是壞人，大家不用因此害怕而完全不敢吃。即使你目前超過理想體重，仍可以適量攝取澱粉，才能有飽足感應付飢餓。

全穀雜糧類食物有哪些？

富含澱粉的食物，包括各式穀類，像是飯、麵等，也有一些雜糧類的食物，包含根莖類、富含澱粉的豆類以及果實，像是地瓜、南瓜、馬鈴

薯、紅豆、綠豆、花豆、蓮子、菱角等，這些都是雜糧類的食物。

168 斷食的執行技巧

安媽以前很不喜歡吃糙米飯，她覺得白米才好吃，後來經過我不斷的灌輸飲食觀念，她才開始嘗試以白米混合糙米的方式開始食用。我透過一些技巧，漸進式的改變安媽原本的飲食習慣，相信你也可以試試看。

1. 循序漸進的減少澱粉量

原本吃一碗飯，改成八分滿，再慢慢調整成半碗飯，讓身體逐漸適應。不用擔心只吃半碗飯會餓肚子，因為在一餐中還會搭配其他優良肉類、蔬菜、水果、堅果等，絕對吃得飽！

2. 以糙米取代部分白米

利用糙米、五穀米、蒟蒻米取代部分的白米飯。糙米、五穀米為未精製全穀雜糧食物，低 GI 且富含礦物質、維生素；蒟蒻米熱量低，富含膳食纖維，以混搭的方式可以帶來飽足，又能減少熱量攝取。

3. 選擇好的碳水化合物

像是地瓜、糙米飯都是優質的碳水化合物，它們雖然與白飯熱量相差不大，但可以讓飽足感比較持久，有助於減重瘦身。

168 斷食時，分量該吃多少？

全穀雜糧類最簡單的計算方式就是利用「碗」，營養學上所說的一份主食為 1/4 碗飯（等於 20 公克生米），熱量 70 卡、醣類 15 公克、蛋白質 2 公克，而一碗飯就相當於四份主食，每人每天建議的分量不同，依照熱量需求規劃成 1.5 ～ 4 碗飯，但是這個部分並不是只有飯才算是全穀雜糧類，像是地瓜、燕麥、玉米等富含碳水化合物的食物都算是全穀雜糧類，也都必需算入。

以安媽和阿環小姐為例，她們的 TDEE 估算出來約為一千五百卡，進行減重時，我會依照均衡飲食的方式，減少碳水化合物的攝取量，在早上

十點和晚上六點的這兩個主餐攝取各兩份主食類（例如：半碗飯＋一小條地瓜），下午二點的小餐點，約一份二百卡的南瓜堅果飲，所以整天的全穀雜糧類，大約會攝取五至六份，如果換算成飯，則是 1.5 碗的分量，並搭配其他蛋白質、蔬菜、水果、堅果，達到均衡飲食。

豆魚蛋肉類

吃足夠的蛋白質在減重期間是非常必要的，能夠增加飽足感。蛋白質的誤區很多，必需小心避免，像是加工食品、高脂肪肉品、內臟類等。

蛋白質食物有哪些？

包括豆製品、蛋類、海鮮以及各種肉類。在「國民飲食指南」一○七年的新版當中，將「豆魚肉蛋類」修改成「豆魚蛋肉類」，其中蛋的排名往前了一步。以前的人很害怕蛋吃太多導致膽固醇過高，但是近年的研究顯示，兩者相關性低，所以健康的人只要符合蛋白質量需求，一天 1 ～ 2 顆蛋是沒有問題的，而且蛋黃也要吃，其中富含葉黃素、卵磷脂等營養。

168 斷食的執行技巧

安媽原本是個無肉不歡的人，我們家每天的餐桌上一定都會有滷牛肉或梅花豬等，這些美味的高脂肪料理，也帶來了超標的熱量。在減脂初期，請她以雞肉、花枝、魚等食材為主，並降低食用高脂肉類的頻率，體重就有了明顯的下降。

1、植物性蛋白優先攝取

建議攝取蛋白質的優先順序為豆→魚→蛋→肉，因為豆類屬於植物性蛋白，對於腎臟的負擔相對較小；魚類富含有 Omega3 的脂肪酸，是相當好的油脂，而且脂肪組成也相較於肉類好一些；而蛋類具完全蛋白，易料理又取得方便；畜肉類在最後，是希望可以減少飽和脂肪酸的攝取。

2、肉類選擇低脂部位

　　肉品各部位的蛋白質含量大同小異，但脂肪含量差異較大，這也是為什麼減重、減脂時會建議吃雞胸肉，因為雞胸和雞腿的蛋白質含量雖然差不多，但脂肪含量差非常多。所以減重初期建議要以低脂肉類為主，像是屬於白肉的雞肉、魚類、海鮮，減少食用脂肪含量較高的紅肉頻率，或是選擇脂肪含量較低的部位。

168 斷食時，分量該吃多少？

　　根據衛福部「國人膳食營養素參考攝取量 DRIs」第八版修訂，成人（十九至七十歲）蛋白質攝取量調整為 1.1g ／ kg，七十歲以上修訂為 1.2g ／ kg，只要是腎功能正常者，都建議要補充足夠的蛋白質，以一個成年女性 50 公斤為例，一天要攝取約為 55g 的蛋白質。

　　但要注意的是，55g 的蛋白質不等於是 55g 的肉，因為肉裡面的蛋白質含量約只占 20% 左右。而運動健身族群，蛋白質的需求會更高，甚至要吃到 1.6 ～ 2.2g ／ kg，但腎功能不全的人，則要控制在 0.6 ～ 0.8g ／ kg。

　　豆魚蛋肉類比較簡單的計算方式，大約是一餐吃約一個手掌心（不含手指頭部分）的體積大小，這樣約為 2 ～ 3 份左右的蛋白質。營養學所說的一份蛋白質就是一顆蛋或是約為一兩肉（就是蛋白質 7 公克），每人每天建議分量不同。

　　以安媽為例，在早上十點和下午六點的兩大餐，一餐會吃一個手掌心大的蛋白質，下午的小餐則吃半個手掌大。因為在全穀雜糧類、堅果類也含有少量蛋白質，所以這樣就足夠了。

蔬菜類

　　有些人認為透過其他食物就能夠補足熱量需求，而忽略了攝取蔬菜類食物，其實蔬菜類富含了膳食纖維，可以帶來飽足感；維生素、礦物質，對於代謝很有幫助。請記住，少了蔬菜，會讓你的瘦身之路變得困難。

蔬菜類食物有哪些？

並不是只有深綠色的葉菜類才是算蔬菜，像是菇類以及一些豆類也都算是蔬菜，主要是按照營養成分來區分。根莖類的蔬菜，像是南瓜、牛蒡、馬鈴薯等，因為澱粉含量高而歸在主食類，而玉米筍就是玉米的小時候，但因為營養成分不同，玉米算是全穀雜糧類，而玉米筍則是蔬菜類。

168 斷食的執行技巧

蔬菜的選擇以當季新鮮為主，以不同的蔬菜進行輪替，可以攝取更多樣化的營養。

1. 至少要有一種深綠色蔬菜

大多數的深綠色蔬菜鈣質含量比較高，建議可占蔬菜總攝取量的 1/3 ～ 1/2。

2. 搭配不同顏色的蔬菜

不同顏色的蔬菜包含了不同植化素，像是紅色的番茄有茄紅素、黃色甜椒有 beta- 胡蘿蔔素、綠色芥菜有葉黃素、紫色茄子有花青素、白色洋蔥有槲皮素，這些都能提供身體所需的抗氧化物質。

168 斷食時，分量該吃多少？

營養學所說的一份蔬菜就是以生重（未煮熟）100g 來計算（熱量 25 卡、碳水化合物 5 公克、蛋白質 1 公克），依照男生、女生、兒童（12 歲以內）的需求，規劃出男生五份、女生四份、兒童三份的分量。

蔬菜類最簡單的計算方式，就是用拳頭大小的體積來做判斷，每餐建議吃 2 ～ 3 個拳頭大小，這是蔬菜煮熟之後的體積，一天如能夠吃到 5 個拳頭的體積，即能帶來飽足感。

水果類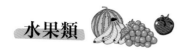

　　臺灣是水果王國，種類多、品種優良，但隨著現在水果越來越香甜，代表果糖含量越高，要留意適量。像安媽以前覺得水果含有豐富的纖維及維他命 C，以為是多吃無害的健康食物，甚至夏天太熱時，還會把水果當飯吃，結果這也是讓她瘦不下來的原因之一。

　　維生素 C 是水溶性的維生素，容易受到熱破壞，而水果因不用烹調即可食用，讓我們可以好好的從中攝取。

水果類的食物有哪些？

　　水果種類大家都很熟悉了，便不多著墨介紹，要特別提醒的是，切勿以果乾、果汁來取代水果。果乾經過乾燥後，其營養價值也變少了，有些為了增加風味還會再額外添加糖，讓糖分攝取過量。而果汁的升糖指數比水果高，也會讓某些營養素流失，建議不要過度依賴，還是以原型態的水果最好。

168 斷食的執行技巧

1. 餐前餐後吃皆可

　　什麼時候吃不是重點，一天吃了多少量才是關鍵。飯前或飯後吃各有好處，飯前吃可以增加飽足感，飯後可以幫助消化，不過如果胃不好的人，不建議飯前吃水果。

2. 食用分量是重點

　　瘦身時期任何種類的水果都可以吃，重點是吃了多少量，吃過量就會讓熱量超標。

168 斷食時，分量該吃多少？

　　比較簡單的方式就是用拳頭來計算，一份約為一個拳頭大小的體積。營養學所指的一份水果就是可食部分 100g（熱量 60 卡、醣類 15 公克），

每人每天要攝取的分量約為 2 份,如果你已經減少全穀雜糧類的分量,隨餐吃一份水果,可以增加飽足感,不讓飢餓感太快產生。

油脂與堅果種子類

油脂類是我們必需攝取的營養素之一,它是身體合成賀爾蒙的前驅物,對人體的生理功能來說非常重要,千萬不要害怕吃油。

很多人害怕攝取過多油脂,而吃水煮食物,其實本末倒置,應該更要學習的是控制油脂的用量。以前安媽煮菜時,加入的油量都很隨興,後來教她利用湯匙來控制,以前如果炒菜加三湯匙的油,現在就改成一湯匙,只要稍微留意一點,就能夠減少過多的熱量攝取。

六大類食物也從原本的「油脂類」改成「油脂與堅果種子類」,因為堅果種子也是非常重要的營養食物,包含了維生素 E、蛋白質、礦物質以及膳食纖維等各種營養素。但要注意的是,它算是油脂類的食物,所以熱量蠻高的,要特別注意食用分量。

168 斷食時,分量該吃多少?

一茶匙的油為 5c.c.,一湯匙的油為 15c.c.,如果以一千兩百卡熱量需求的人來看,會規劃三茶匙的油為攝取總量,因為 1c.c. 的油脂就有將近 9 大卡的熱量,這也是為什麼油量要斤斤計較的原因。

另外,堅果種子類的食材也建議一天吃一份取代油脂來源,而一份堅果種子類就是營養學所說的油脂 5 公克,但是不等於堅果種子類 5 公克,比較簡單的計算方式是用拇指的指節當作一餐的量,一天吃 2 ～ 3 個拇指指節的量就夠了。

乳品類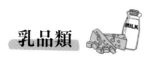

乳製品主要可以讓我們補充鈣質，並且能提供碳水化合物、蛋白質、脂肪、礦物質、維生素，是營養價值相當高的食物。

乳製品是可快速補充鈣質的食物，如果不吃乳製品的人則要從其他食物來補充，像是深綠色蔬菜、黑芝麻、豆類、小魚乾等，才不會出現鈣質缺乏的現象，而影響健康。

選擇上，低脂乳會比全脂乳好嗎？近年的研究顯示，全脂與低脂在健康上並無明顯差異，所以在「國民飲食指南」中，也將原本的低脂乳改成全脂乳，而且全脂乳還能夠補充脂溶性維生素 A、D、E、K。

168 斷食時，分量該吃多少？

一天以一杯（240 c.c.）為單位，建議至少可以喝一杯至一杯半的分量，可以規劃在進食的八小時的中間，製作成堅果飲或是綠拿鐵做為點心食用，補充足夠營養並增加飽足感。如果你是乳糖不耐症的人，可選擇低乳糖的牛奶，或是改以起司、優酪乳來補充。

利用圓盤，快速掌握分量比例

　　前面文章以營養學的角度告訴大家，用手掌、拳頭大小來計算營養素的分量，不過依照我的經驗，很多人還是會記不住，所以接下來要教大家一個更簡易的方式，就是利用家中的圓盤進行飲食分量控制。

梯形排列法，打造瘦身餐盤

　　我們可以利用家中的圓盤（直徑約 25 公分）分成三等分，快速的口訣記法為「菜、肉、飯」，菜為各種蔬菜類，肉代表蛋白質，飯代表各式全穀雜糧類。

　　而菜、肉、飯的分量比例要如何掌握呢？主要以「梯形」來盛盤排列，分量最少的是飯，肉類次之，分量最多的是菜。這就是我們家的飲食方法，在早上十點與晚上六點的主餐時間，都會吃這樣滿滿的一盤，營養均衡且具飽足感。

1. 菜（蔬菜類）

　　蔬菜類的分量占餐盤最大面積。我們家因為人比較多，每餐會準備至少三道蔬菜，至少包含一道深色葉菜類，搭配兩道不同顏色的蔬菜。如果是想要快速料理，也可以將 3 ～ 5 種蔬菜一起拌炒，更為省時。

　　以營養學來看，每人每餐要攝取 2 ～ 3 份蔬菜（約 2 ～ 3 個拳頭大小的體積）。蔬菜一份的量為生重 100g，但是不同種類的蔬菜其膨縮率差別蠻大的，所以煮熟後的體積也會有所差別，像是花椰菜膨縮率比較低，但葉菜類的膨縮率比較高，原本生重兩碗的體積，但是煮熟後可能只有半碗大而已。不過蔬菜屬於低熱量高纖維食材，所以吃多點比較沒有關係。

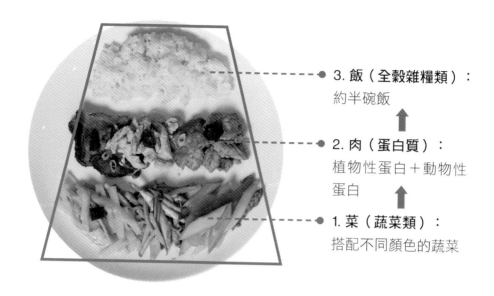

3. 飯（全穀雜糧類）：
約半碗飯

↑

2. 肉（蛋白質）：
植物性蛋白＋動物性
蛋白

↑

1. 菜（蔬菜類）：
搭配不同顏色的蔬菜

利用家中圓盤，打造梯形排列法，用此圖像加上「菜肉飯」的口訣記憶，就不易忘記喔！

2. 肉（蛋白質）

　　蛋白質的分量次之，擺放在圓盤的中間，可以準備 2 ～ 3 種不同的食材種類，攝取不同的營養素。盡可能以植物性蛋白搭配動物性蛋白，像是豆腐＋鮭魚，或是毛豆＋雞肉的方式。如果為素食者可以植物性蛋白為主時，食用的分量可增加到與蔬菜的體積相同。

　　蛋白質的部分，比較容易因為選擇的食材不同，造成較大的熱量差異。像是三層肉的油脂含量高，雖然是同樣的分量，但會比其他食材多出近 200 卡的熱量，必需以低脂肉為主。

3. 飯（全穀雜糧類）

　　全穀雜糧類在餐盤裡占的分量最少，大約是半碗飯（營養學來說 1 份為 1/4 碗飯，半碗為 2 份）。如果想精準測量，生米為 20 公克，或是白飯約為 50 公克，因為白米經烹煮會吸水，需考慮膨縮率。

如果今天不想吃米飯，想吃其他澱粉類，像是蘿蔔糕、芋頭、地瓜等，是可以的嗎？可以的，只要減少米飯的分量即可，不能吃了半碗飯，又「額外」的多吃幾片蘿蔔糕，那就表示超量了！

Sunny 營養師的小教室

減醣料理餐盤

　　梯形餐盤裡，蔬菜最多，蛋白質次之，碳水化合物最少，減少了碳水化合物的分量，吃充足的蔬菜與蛋白質，同樣符合減醣飲食的吃法。排列料理時，鋪平即可，切勿堆疊過高，以免造成過量。

適量水果、堅果、乳品，補足營養，增加飽足感

　　我們家的餐盤會以上述的三大類營養素組成，並且在早點十點與晚上六點隨餐加上一份水果、半份堅果，下午兩點喝一杯乳飲，可以增加飽足感，以及滿足口慾與口感。

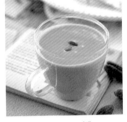

乳品一天一份，一份大約是 240ml。

　　不過要特別提醒，水果與堅果很容易掉入「健康」的陷阱，它們的確是好食物，但糖分與熱量都偏高，一不小心就會過量，所以請記住分量控制，水果一天兩份，堅果一天一份。

　　至於「一份」指的是多少？在本書最後，我也將水果與堅果常見的品項整理給大家參考。

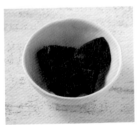
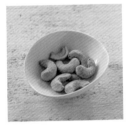

這是一份火龍果、一份腰果的分量。每種水果和堅果的「一份」分量不同，可參考本書附錄。

善用六角餐盤，聰明飲食

「能控制籃板球，就能控制比賽；能控制食物分量，就能夠控制身材。」控制食物的分量是非常關鍵的技能。

利用分隔餐盤，飲食不超量

除了利用家中圓盤，市面上也有許多分隔餐盤、盤盒產品，可以多加利用。不過許多餐盤的分隔功能僅是方便大家將料理裝盛、不讓味道相互參雜，如果要選擇具飲食控制功能的餐盤，就需要檢視每一個分格的大小與分量。

我心目中的理想餐盤，是可以清楚的將六大類食物分隔開來，並分配好比例，使用時只要裝填即可，完全不用動腦。如果可微波，在材質上也必需安全無虞。於是我著手開發了一款六角餐盤，耗費了近一年的時間，才將心中的理想餐盤打造出來。

我們家因為有我這麼一位懂吃懂瘦的營養師，幫安媽、阿環小姐的健康把關，如果一般人對於營養知識一知半解也沒關係，只要利用家中圓盤或是六角餐盤輔助，同樣能健康吃、輕鬆瘦。

均衡餐盤，當自己的營養師

以阿環小姐為例，剛開始幫她控制飲食時，一天會吃 2.5 個餐盤（不含乳品），早餐一個完整六角餐盤，中午餐盤分量減半，下午一份乳品類的點心，晚餐再吃一個完整的餐盤，以這樣的方式進行一段時間，隨著體

重下降之後，再循序漸進的調整食物分量。

　　不過如果有特殊疾病或是其他飲食需求者，建議必需先詢問過營養師或醫師，提供正確的飲食指南，找出適合自己的飲食方式並且長期執行，才是最重要的。

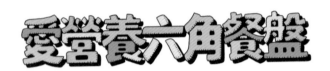

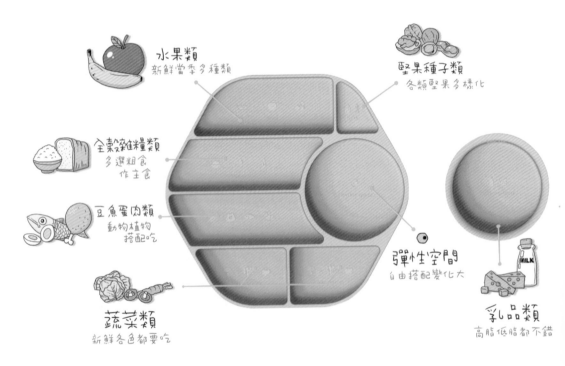

水果類
新鮮當季多種類

堅果種子類
各類堅果多樣化

全穀雜糧類
多選粗食
作主食

豆魚蛋肉類
動物植物
搭配吃

彈性空間
自由搭配變化大

蔬菜類
新鮮各色都要吃

乳品類
高脂低脂都不錯

我設計的「愛營養六角餐盤」，將六大類食物分區，只要將不同的食物種類分別擺滿鋪平，即可輕鬆控制食物的分量。

利用餐盤控制飲食的好處

1. 帶來持久的飽足感

　　一般錯誤的飲食方式都會以高量的碳水化合物以及高油脂為主，很快吃飽了，但是也會很快就餓了，使用六角餐盤進食最大的好處就是能夠有更加持久的飽足感，避免過多的飢餓感導致瘦身失敗。

2. 符合營養需求

　　如果只吃某幾樣的食物種類，雖然一樣能吃得飽，熱量需求也足夠，但是容易缺乏某些營養素，長期下來身體容易產生問題。按照餐盤分量來吃，就能夠以簡單的方式攝取均衡營養，也不容易吃過量。

改變進食順序，有助瘦身？

　　以前勞動社會需要補充大量的碳水化合物，大部分的人習慣先吃飯再配肉和菜，阿環小姐以前也是如此，但是這樣的方式容易使血糖波動大。

　　如果能夠稍微調整一下順序，先從喝清湯開始，接著吃菜與蛋白質，最後才吃澱粉，對於血糖波動會有些幫助。血糖穩定的上升再緩降，也能夠讓我們的飽足感比較持久，先吃足量的蔬菜，即能有這樣的效果。不過這裡的湯指的是清湯，並非濃湯，因為濃湯富含碳水化合物，會失去讓血糖緩慢上升的意義。

　　至於要先吃菜還是先吃肉？有些人因為擔心蔬菜類也含有醣分，所以提倡先吃肉，較不會影響血糖波動，不過蔬菜類所含的醣分包含了膳食纖維，屬於不可消化的多醣類，並且體積大，熱量低，對於飽足感也有幫助，所以其實先吃菜或是肉都無妨，關鍵在於碳水化合物要在它們後面吃。

　　不過進食順序的影響程度不及於進食的總量，只靠改變進食順序對於瘦身的效果有限，掌控食物分量才是最大的關鍵。

「168 斷食餐盤」六天計畫

　　接下來為大家示範我們家的 168 斷食餐盤，一天會吃兩餐（兩個餐盤），分別在早上十點和晚上六點前吃，下午二點會再吃一個乳品類的小點心。進行六天後，第七天是自由日，可以吃自己喜歡吃的東西，像安媽會吃火鍋或是日式料理等，但仍必需依循六大類飲食的比例與分量。

　　餐盤擺滿的熱量約 550 ～ 700 卡，取決於挑選的食材而有所差異。如果覺得分量太多或太少的人，也可以等比例調整，例如：通通只裝原本的八分滿。除非有特殊需求，不然不要只減少某一格的分量，或是只增加某一格自己喜歡的食物，這樣就失去了均衡攝取各類食物的意義。

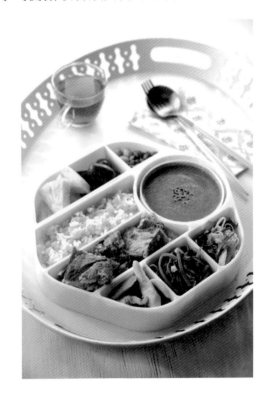

DAY 1 第一餐

今天喝點白蘿蔔清湯增加膳食纖維的量，對於飽足感也很有幫助。蔬菜多種顏色搭配，紅鳳菜可以增加鐵質攝取。蛋白質則是以植物性蛋白的臭豆腐以及毛豆，搭配動物性蛋白章魚，主食吃白飯再加上紅藜麥，能夠增加一些微量元素的攝取和膳食纖維。堅果類選擇花生和杏仁果，再另外補充富含維生素 C 的橘子跟蓮霧，一天的活力都沒問題了。

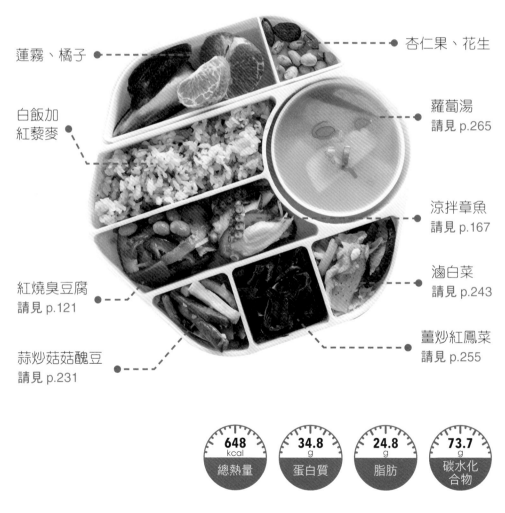

蓮霧、橘子

杏仁果、花生

白飯加
紅藜麥

蘿蔔湯
請見 p.265

涼拌章魚
請見 p.167

滷白菜
請見 p.243

紅燒臭豆腐
請見 p.121

薑炒紅鳳菜
請見 p.255

蒜炒菇菇醜豆
請見 p.231

648 kcal	34.8 g	24.8 g	73.7 g
總熱量	蛋白質	脂肪	碳水化合物

DAY 1 第二餐 🌙

　　主食選用了馬鈴薯沙拉，加了點起司，可以增加風味，還能補充鈣質。蛋白質就吃完全蛋白的炒蛋，再搭配上番茄，能夠補充些茄紅素，再吃點低脂高蛋白的豬腱肉。三樣豐富的蔬菜，其中一樣是深綠色的青江菜，也能夠補充鈣質，喝點筍湯，增加膳食纖維。水果就吃點富含花青素的火龍果跟黑李，再吃點巴西果以及南瓜籽補充鈣、鋅、鎂，相當豐富的搭配，吃得飽又不會過量。

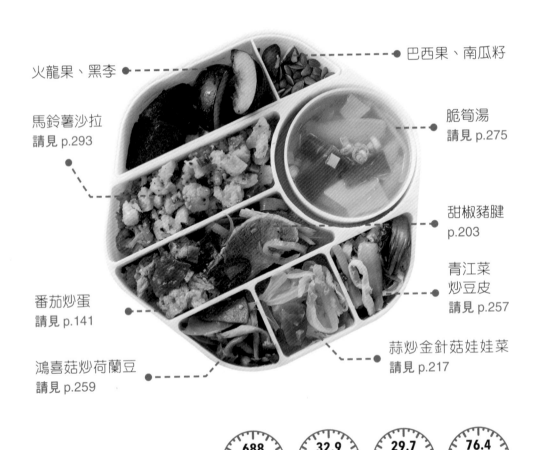

火龍果、黑李

巴西果、南瓜籽

馬鈴薯沙拉
請見 p.293

脆筍湯
請見 p.275

甜椒豬腱
p.203

青江菜
炒豆皮
請見 p.257

番茄炒蛋
請見 p.141

蒜炒金針菇娃娃菜
請見 p.217

鴻喜菇炒荷蘭豆
請見 p.259

| 688 kcal 總熱量 | 32.9 g 蛋白質 | 29.7 g 脂肪 | 76.4 g 碳水化合物 |

第一餐

　　看到繽紛色彩的餐盤，是不是完全不像印象中的減肥餐呢？簡單易料理的番茄蔬菜湯來一口，再配上三種蔬菜，包含了可補充多醣體的菇類，看似簡單的地瓜葉，卻是相當營養的蔬菜，能夠補充葉黃素，皮蛋增添風味並補充蛋白質。植物性蛋白選了豆干再搭上能補充 omega3 好油脂的鱈魚，碳水就用富含膳食纖維以及花青素的紫地瓜來補充。水果就吃遠離醫生的蘋果，還有能補充維生素 A 的木瓜，最後再來一份巴西果跟榛果補充維生素 E，整個人活力精神滿點，再大的困難都能夠順利解決。

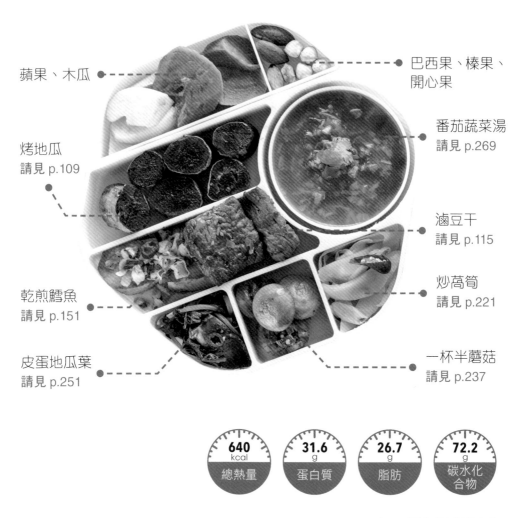

蘋果、木瓜

巴西果、榛果、開心果

烤地瓜
請見 p.109

番茄蔬菜湯
請見 p.269

滷豆干
請見 p.115

乾煎鱈魚
請見 p.151

炒萵筍
請見 p.221

皮蛋地瓜葉
請見 p.251

一杯半蘑菇
請見 p.237

640 kcal 總熱量	31.6 g 蛋白質	26.7 g 脂肪	72.2 g 碳水化合物

　　來碗白蘆筍湯暖暖胃，蔬菜類以少量油炒出來的塔香茄子，還有阿環小姐拿手的滷白菜，配上能補充鉀、鎂的玉米筍加綠蘆筍的雙筍配。蛋白質就選家常的菜脯蛋和低脂的蝦仁，再吃點有嚼勁又能增加纖維量的蒟蒻米炒飯當作碳水化合物來源。配上小番茄、葡萄來補充維生素 C，最後再吃一點令人開心的開心果加上能補充 omega3 的胡桃，這樣吃就只會越來越健康，越來越開心的活出精采小日子。

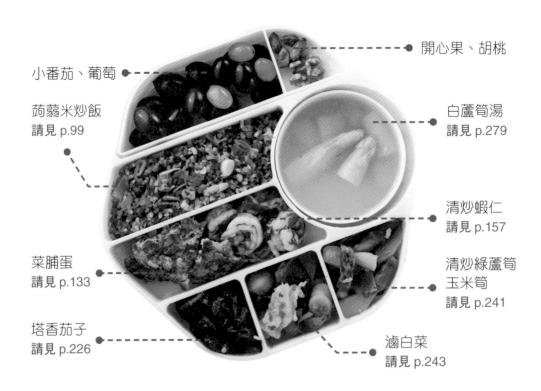

開心果、胡桃

小番茄、葡萄

蒟蒻米炒飯
請見 p.99

白蘆筍湯
請見 p.279

清炒蝦仁
請見 p.157

菜脯蛋
請見 p.133

清炒綠蘆筍
玉米筍
請見 p.241

塔香茄子
請見 p.226

滷白菜
請見 p.243

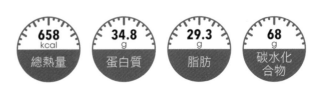

| 658 kcal 總熱量 | 34.8 g 蛋白質 | 29.3 g 脂肪 | 68 g 碳水化合物 |

DAY 3

第一餐

　　超低熱量的冬瓜煮成湯，還有當季新鮮的蔬食食材，包括超高膳食纖維的黑木耳搭配上綠竹筍，豆類中的蔬菜四季豆。蛋白質今天就吃特別一點的乾煎皮蛋豆腐，再配上阿環小姐拿手的低脂肉滷豬腱，主食為能補充微量元素以及膳食纖維的糙米蒟蒻米。配上低醣分的紅色西瓜，紫色跟綠色葡萄皆含抗氧化物質，還有能夠補充維生素 E 以及蛋白質的杏仁果與榛果，這樣吃，讓人感到無比幸福。

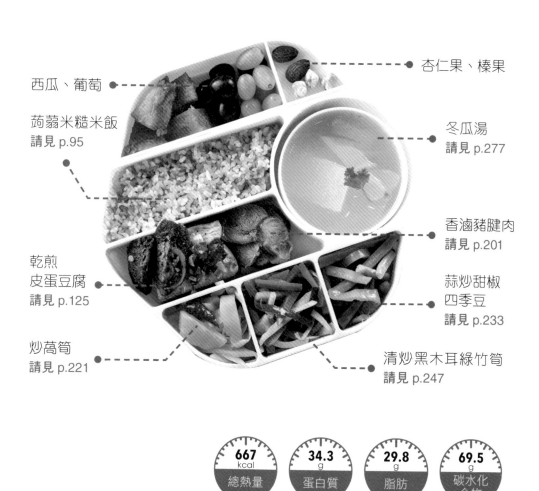

杏仁果、榛果

西瓜、葡萄

蒟蒻米糙米飯
請見 p.95

冬瓜湯
請見 p.277

乾煎
皮蛋豆腐
請見 p.125

香滷豬腱肉
請見 p.201

蒜炒甜椒
四季豆
請見 p.233

炒萵筍
請見 p.221

清炒黑木耳綠竹筍
請見 p.247

| 667 kcal 總熱量 | 34.3 g 蛋白質 | 29.8 g 脂肪 | 69.5 g 碳水化合物 |

第二餐 🌙

蔬菜部分有方便料理的涼拌海帶芽，能補充葉酸，還有阿環小姐的古早味滷苦瓜，綠色蔬菜就選四季豆。蛋白質就以一顆好吃的滷蛋再加上植物性毛豆以及現流蝦仁配上炒蛋。米食吃膩了，就換換口味改吃蒟蒻麵，配料也相當豐富，加入黑木耳還能增加膳食纖維的攝取量。最後再來點醣分不算高的哈密瓜以及維生素 C 豐富的奇異果，還有富含好油脂的腰果以及胡桃，臺式料理也能夠做得很懷石，更重要的是吃得很飽又營養。

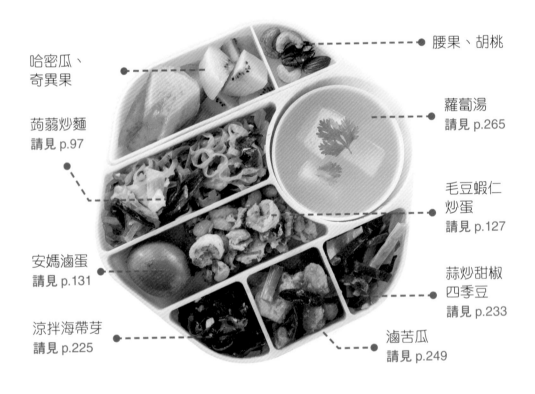

腰果、胡桃

哈密瓜、
奇異果

蘿蔔湯
請見 p.265

蒟蒻炒麵
請見 p.97

毛豆蝦仁
炒蛋
請見 p.127

安媽滷蛋
請見 p.131

蒜炒甜椒
四季豆
請見 p.233

涼拌海帶芽
請見 p.225

滷苦瓜
請見 p.249

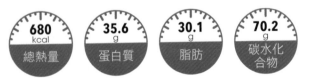

| 680 kcal 總熱量 | 35.6 g 蛋白質 | 30.1 g 脂肪 | 70.2 g 碳水化合物 |

DAY 4 第一餐

　　蔬菜區還是保持著多樣化的原則，有豐富含硫化合物的雙色花椰菜、高纖的地瓜葉以及蘑菇，蛋白質則選擇自製、沒有添加美乃滋的鳳梨蝦球，以及榨菜炒雞肉，碳水化合物選擇糙米蒟蒻米，減少熱量又能增加飽足感。水果選擇富含酵素的鳳梨以及能補充花青素的葡萄，最後適量的南瓜籽、核桃，補充微量元素，就是營養均衡的一餐。另外，斷食中間的一小餐也能喝點牛奶，補充優質蛋白質以及鈣質，讓飽足感延續。

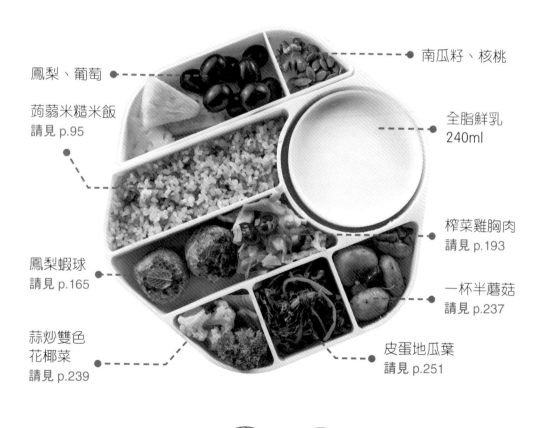

南瓜籽、核桃

鳳梨、葡萄

蒟蒻米糙米飯
請見 p.95

全脂鮮乳
240ml

鳳梨蝦球
請見 p.165

榨菜雞胸肉
請見 p.193

蒜炒雙色
花椰菜
請見 p.239

一杯半蘑菇
請見 p.237

皮蛋地瓜葉
請見 p.251

612 kcal 總熱量	33.9 g 蛋白質	24.5 g 脂肪	66 g 碳水化合物

*營養數值不含乳品

DAY 4　第二餐 🌙

　　補充紅、白、綠三種不同顏色的蔬菜，具有高鉀、低熱量、富含膳食纖維的特性。蛋白質選擇簡單的水煮蛋搭配上香氣逼人的低脂九層塔雞丁，今天的主食就吃多蛋白質少碳水化合物的山藥蛋餅。水果選擇能補充維生素 A 的枇杷，以及維生素 C 含量相當優秀的芭樂，最後再來點開心果以及葵瓜子補充 B 群，這樣又是豐富飽足的一餐，輕鬆獲得健康沒煩惱。

　　在斷食中間的小點心，可食用南瓜堅果飲，方便快速又富含各類營養素，其中也包含了豐富膳食纖維，能夠讓我們的飽足感更加持久。

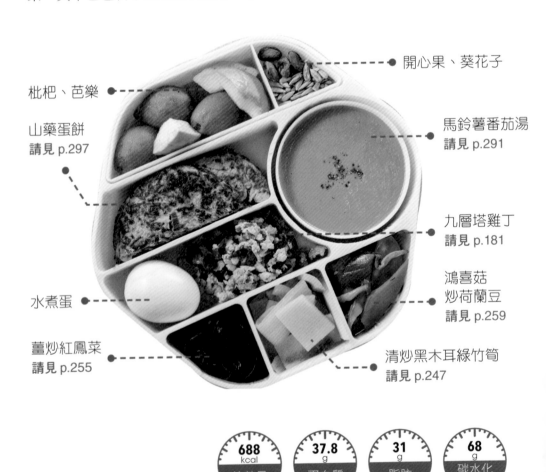

開心果、葵花子

枇杷、芭樂

山藥蛋餅
請見 p.297

馬鈴薯番茄湯
請見 p.291

九層塔雞丁
請見 p.181

水煮蛋

鴻喜菇
炒荷蘭豆
請見 p.259

薑炒紅鳳菜
請見 p.255

清炒黑木耳綠竹筍
請見 p.247

688 kcal	37.8 g	31 g	68 g
總熱量	蛋白質	脂肪	碳水化合物

*營養數值不含乳品

　　三種蔬菜當中，要記得其中一項是綠色蔬菜。蛋白質多了點海味，選用了紅喉、鮮蚵再配點家常的蒲瓜烘蛋，雖然今天主食吃白米，但是加了蒟蒻米，降低碳水量，提高膳食纖維量，一樣吃得飽。水果有醣分含量低且維生素 C 含量高的小番茄，以及含有酵素可助消化的鳳梨，再來點不是夏威夷產的夏威夷豆以及南瓜籽，補充微量元素，這樣吃，輕盈又沒有負擔，同時各類營養素都兼顧到了。

　　下午時刻喝杯簡單容易製備的地瓜芝麻牛奶，熱的、冰的都好喝，還能補充鈣質以及膳食纖維，補充下午的活力繼續開心生活。

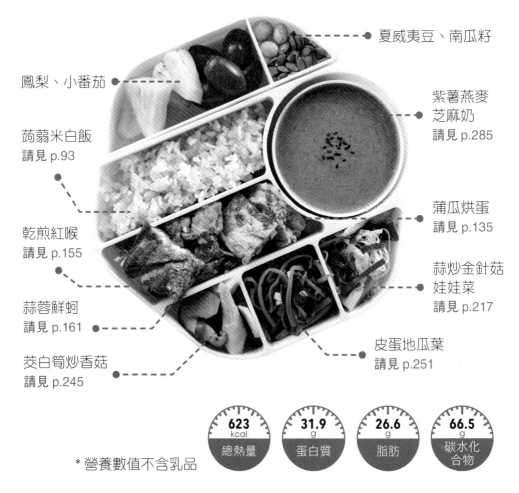

夏威夷豆、南瓜籽

鳳梨、小番茄

紫薯燕麥
芝麻奶
請見 p.285

蒟蒻米白飯
請見 p.93

蒲瓜烘蛋
請見 p.135

乾煎紅喉
請見 p.155

蒜炒金針菇
娃娃菜
請見 p.217

蒜蓉鮮蚵
請見 p.161

皮蛋地瓜葉
請見 p.251

茭白筍炒香菇
請見 p.245

623 kcal	31.9 g	26.6 g	66.5 g
總熱量	蛋白質	脂肪	碳水化合物

＊營養數值不含乳品

第二餐 🌙

　　足量的蔬菜對於減重來說真的相當重要，多樣化更能全面補充營養，水蓮富含鐵質，黑木耳的膳食纖維表現佳，還有能補充葉酸的茭白筍。蛋白質的部分，今天變化一下口味，來吃牛肉捲餅，搭配上植物性的炒豆皮，主食也換換口味，吃有維生素 A 的南瓜煎餅。水果有哈密瓜、西瓜、芒果，三種不同顏色維生素 C 提供來源，再補充能提供抗氧化礦物質硒的巴西豆，以及含有不飽和脂肪酸的葵瓜子，均衡飲食其實就是這麼簡單。

　　下午的一小餐能夠喝點營養的堅果飲，方便快速補充所需要的營養素，南瓜富含維生素 A，堅果提供不飽和脂肪酸以及各種礦物質，還能補充膳食纖維。

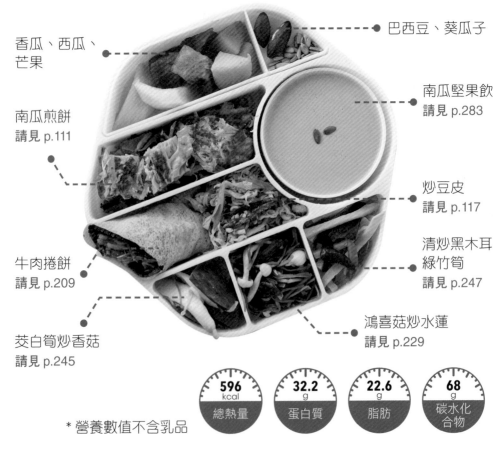

香瓜、西瓜、芒果

南瓜煎餅
請見 p.111

牛肉捲餅
請見 p.209

茭白筍炒香菇
請見 p.245

巴西豆、葵瓜子

南瓜堅果飲
請見 p.283

炒豆皮
請見 p.117

清炒黑木耳綠竹筍
請見 p.247

鴻喜菇炒水蓮
請見 p.229

596 kcal	32.2 g	22.6 g	68 g
總熱量	蛋白質	脂肪	碳水化合物

＊營養數值不含乳品

DAY 6 第一餐

　　今天主食是低 GI 的義大利麵，但是足量的蔬菜不能少，有炒水蓮、阿環小姐的滷冬瓜，還有鄰家阿嬤自己種的萵筍，都是能夠提供膳食纖維的好食材。海鮮義大利麵的絕佳配料，就以蝦仁、花枝，提供優質的蛋白質來源。再配上醣分含量不算高的小番茄以及哈密瓜，最後吃點胡桃以及松子補充維生素 E，混搭的料理也能夠吃得很營養，關鍵就在食物的種類以及分量控制，想要保持健康再也不困難了。

　　下午就來杯無糖黑豆豆漿補充蛋白質，含有大豆異黃酮以及卵磷脂，這樣吃，省時又方便，營養也不會缺乏。

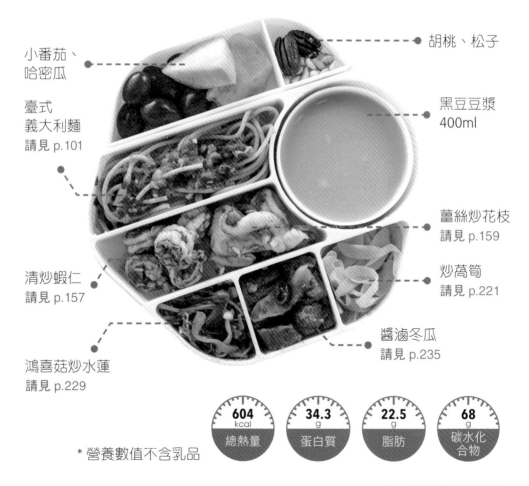

小番茄、
哈密瓜

臺式
義大利麵
請見 p.101

清炒蝦仁
請見 p.157

鴻喜菇炒水蓮
請見 p.229

胡桃、松子

黑豆豆漿
400ml

薑絲炒花枝
請見 p.159

炒萵筍
請見 p.221

醬滷冬瓜
請見 p.235

604 kcal 總熱量	34.3 g 蛋白質	22.5 g 脂肪	68 g 碳水化合物

＊營養數值不含乳品

　　各種蔬菜的選擇性很多，但是如何搭配是一個可講究之處，韭菜花炒蛋能補充蛋白質，百合炒甜豆中，百合富含豐富的維生素 C。蛋白質則選擇了銀芽烘蛋，增加纖維量的攝取，再配上低脂的椒鹽腰內肉。主食是 GI 值較低的糙米飯以及能降低熱量的蒟蒻米，水果則是鉀離子豐富的香瓜，還有能補充花青素的葡萄，最後再來份南瓜籽，補充礦物質鉀、鈣、鎂，又是豐盛且均衡營養的一餐。

　　下午來杯綠拿鐵，除了三大營養素外，還能補充植化素和膳食纖維，讓斷食期間能夠更順利的執行下去。

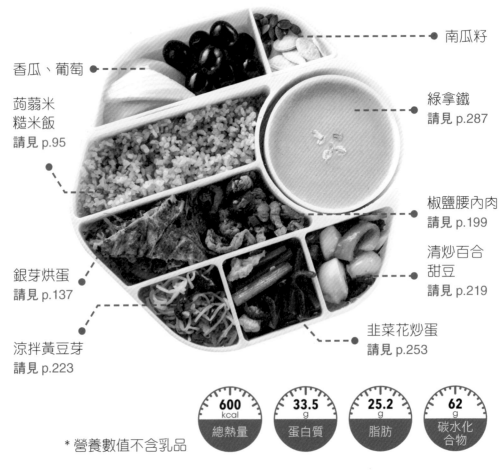

香瓜、葡萄 ●

蒟蒻米
糙米飯
請見 p.95

銀芽烘蛋
請見 p.137

涼拌黃豆芽
請見 p.223

● 南瓜籽

綠拿鐵
請見 p.287

椒鹽腰內肉
請見 p.199

清炒百合
甜豆
請見 p.219

韭菜花炒蛋
請見 p.253

| 600 kcal 總熱量 | 33.5 g 蛋白質 | 25.2 g 脂肪 | 62 g 碳水化合物 |

＊營養數值不含乳品

168 間歇性斷食 Q&A

Q1 168 斷食期間可以喝飲料嗎？

A 最好只喝水、無糖茶類或黑咖啡。

　　在斷食期間喝水是最好的，如果想喝點有味道的飲品，建議可以喝黑咖啡或無糖茶。因為任何會影響胰島素分泌恆定的飲品或食物，都會讓瘦身效果打折，例如：高蛋白飲品、無糖豆漿等，也都含有碳水化合物，一旦喝下肚，就會造成血糖上升，讓胰島素波動。所以斷食期間要避開含有熱量以及糖分的飲品，才能達到最好的效果。

Q2 斷食期間，肚子餓了怎麼辦？

A 可以補充電解質，並調整正餐的攝取量，不要讓自己餓肚子。

　　如果發現自己斷食期間容易肚子餓，可以參考以下幾個小建議，調整間歇性斷食的步調，才能走得長遠：

1. 喝鹽水：剛開始斷食難免會不適應，可能會產生飢餓感，而且也可能會感到頭昏，這時候可以喝點鹽水補充電解質。如果還是很餓，可以吃點富含蛋白質的食物，之後再做調整，避免身心受到折磨。

2. 正餐吃飽：在可以吃東西的時間內，我們要盡量攝取身體所需的熱量以及營養素，以原型食物為主，還要均衡的攝取各類食物，像是全穀雜糧類可以選擇糙米飯或是五穀米，堅果類也要按照分量攝取。這些都是富含膳食纖維的食物，能增加飽足感，也比較不容易在斷食期間感到飢餓。

3. 循序漸進：剛開始執行斷食的階段，可以從簡單容易達成的方式開始。具體來說，可以在 168 之前先嘗試 1410 間歇性斷食，也就是把進食時

間拉長到十個小時。假如早上九點吃第一餐，最後一餐可以在晚上七點吃完，以達成十四小時不吃東西。順利過完一週之後，就可以慢慢進階成晚上六點吃最後一餐，下一週再調整成晚上五點吃完，這樣就可以達到 168 間歇性斷食，也比較不會有不適應的情形發生。

Q3 上班族如何進行 168 斷食？

A 可以根據自己的生活作息，調整進食的時間。

朝九晚六的上班族，通常中午有一個小時的休息時間，如果要執行 168 間歇性斷食，可以在中午十二點吃第一餐，最後一餐安排在晚上八點以前吃完。不過中午那餐就非常重要，一定要均衡吃到六大類食物，才會讓飽足感持久，並且攝取足夠的營養。下午三、四點的時候補充一份點心，晚餐時也要依照均衡的方式來吃，這樣飽足感就能相當持久。

Q4 不吃早餐還是晚餐比較好？

A 一般人斷早餐可能比較容易，也可以依自己的作息選擇。

早上起床到中午的時間，其實遠短於晚上到睡覺的時間。假如上班族在早上八點多起床，到中午大約是三到四個小時，如果決定不吃早餐，第一餐在中午十二點開始吃，其實不會很艱難。但如果是不吃晚餐，可能在五點就要吃完最後一餐，一直到上床睡覺為止，可能有將近七至八個小時不能吃東西，相較之下是比較難以達成的。而且身在臺灣，各種厲害小吃都會在晚上紛紛出沒，一不小心就容易出現報復性消夜，讓人前功盡棄，所以選擇斷食早餐會比較容易一些。

Q5 生活作息不正常，如何執行 168 斷食？

A 可以先從調整飲食內容著手。

每個人的生活習慣以及工作時間不盡相同，有些人的工作是排班制，甚至要值大夜班，沒辦法在規律的時間內吃飯。這時候，其實不一定要把進食時間限制在一定範圍內，這樣只會讓你壓力更大、更不容易成功執

行。可以先從飲食的內容做調整，吃得均衡、按照分量、保持熱量赤字，這些都遠比進食的時間重要。每個人都會有最適合自己的飲食方式，要能成功執行、順利達成，才是真正有效的飲食方式。

Q6 斷食期間需要計算卡路里嗎？

A　不用算得很精準，但最好還是能掌握每天吃下去的熱量。

根據能量平衡原理，吃進去的熱量小於消耗的熱量就能夠瘦下來，所以能夠計算卡路里當然是最好的選擇。但這對大部分的人來說並不太容易，所以謹記原則：每天均衡攝取六大類食物並控制分量，才是成功改善健康並達成減重的關鍵！

Q7 斷食會讓人低血糖、昏昏欲睡嗎？

A　剛開始斷時可能會有低血糖等狀況，可以循序漸進改變飲食內容。

一般健康狀況良好的人，斷食十六小時通常不會有非常不舒服的情況發生。斷食中可能會有飢餓感，但一下就過去了。斷食期間還是有可能引起低血糖，但主要的原因是平常就沒有好好注意飲食，吃的東西都以精緻澱粉為主，所以體內的血糖波動較大。現在忽然將空腹的時間拉長，就會造成飢餓感強烈，導致頭暈等狀況。所以可以用循序漸進的方式進行，並且改變飲食的內容，盡量以全穀雜糧類為主食，少吃精緻澱粉，並且提高優質蛋白質的攝取，因為吃得「對」比吃得「少」來得更重要。

Q8 斷食期間會不會造成肌肉流失？

A　只要注意每天營養攝取充足、配合運動，就不會讓肌肉流失！

造成肌肉流失的原因就是營養攝取不足，體內缺乏足夠的營養來源，就會從肌肉提取營養，供給身體使用。因此除了總熱量以外，要注意蛋白質是否攝取足夠。蛋白質是維持肌肉非常重要的營養素，只要每日的熱量和營養素攝取足夠，並且加上適度阻力訓練，就不會有肌肉流失的情形。

Q9 斷食期間如何調配運動強度？

A 在斷食空腹期間可以選擇低強度運動。

斷食期間其實一樣可以做運動，雖然剛開始會有點不適應，可能會感受到馬拉松選手跑到一個程度時出現的「撞牆期」。其實這是我們身體所儲存的肝醣耗盡，因而產生的疲勞現象。但是身體的能量來源並不是只有糖原（Glycogen），還有另外一個供給來源，就是身上的脂肪。在低強度的運動之下，脂肪能夠提供源源不絕的能量，只是需要一些時間適應能量來源的切換，所以在斷食空腹期間可以選擇低強度的運動。

如果你做的是屬於中高強度的重訓，並且時間拉長至一到二小時以上，那會建議在運動前補充一些碳水化合物。畢竟重訓時最主要的能量來源還是糖原，如此一來，運動表現會比較好，也能夠達成訓練目的。

Q10 斷食期間，運動完還可以吃東西嗎？

A 運動後最好補充足夠營養，並適時調整。

運動後的那一餐是相當重要的，因為這時候肌肉需要營養補充，所以我們建議運動後一定要吃足夠的營養，最好攝取一份約 30 公克的蛋白質，可以促進肌肉合成。但如果運動後已經超過斷食時間，該怎麼辦呢？

其實飲食方式最重要的還是要看整日的營養攝取，如果你今天的蛋白質攝取量已經足夠，那就不需要再額外補充；但若今天的營養需求不足，會建議在運動後補充營養。如果想讓斷食的效果來到最佳，可以把運動後的進食移到運動前吃，就能達到最佳斷食效果。

間歇性斷食的重點原則在於，要在可進食的時間段中把一整天的營養需求吃完，如果營養需求未達到，還是可以在運動完補充。營養素攝取足夠才是重要關鍵，吃的時間只是輔助手段。

Q11 已適應 168 斷食，可以再縮短進食時間嗎？

A 可以，但要循序漸進調整。

如果已經執行 168 斷食一段時間，習慣了這樣的飲食方式，在食物種類以及分量都能夠拿捏準確之後，可以再往更進階的斷食方式前進。像是縮短進食的時間，調整成 18/6、20/4，甚至是 5：2 斷食，但建議要以循序漸進的方式改變，讓身體慢慢適應。

Q12 結束斷食後會不會復胖？

A 養成均衡飲食習慣，長期執行就不會復胖。

常常有人問，斷食到底要執行多久？執行完會不會復胖？其實間歇性斷食沒有標準的執行時間，重點是要看你的目的性為何。如果你已經透過斷食達到理想體重，就可以調整回原本的飲食方式，至於之後會不會復胖，取決於之後的飲食內容。

如果調整回原本的一天三餐，但是飲食內容還是保持均衡，分量也有所控制，那麼基本上不會復胖。但如果斷食之後又恢復高油、高糖、高鹽、分量超標的飲食，這樣鐵定會胖回來！所以我們所要做的，就是把飲食習慣調整成能夠長期執行，並且適合個人生活作息的飲食方式，才是維持健康的不二法門。

PART 3

全穀雜糧類料理

減肥完全不能吃澱粉？

每天無米不歡的白飯控要怎麼控制食量？

本章將帶你重新認識澱粉類食物，

9 道全穀雜糧料理，幫助你補充好的碳水能量，

享受美味，熱量又不超標。

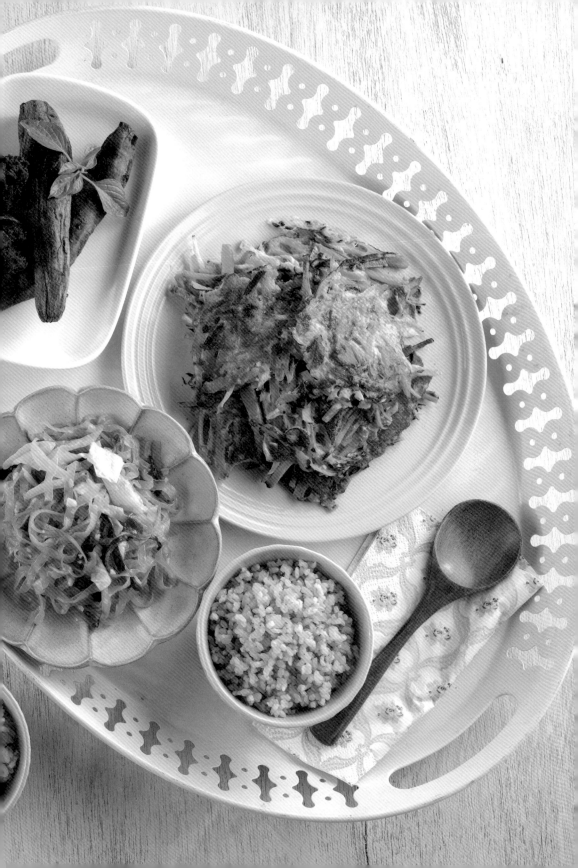

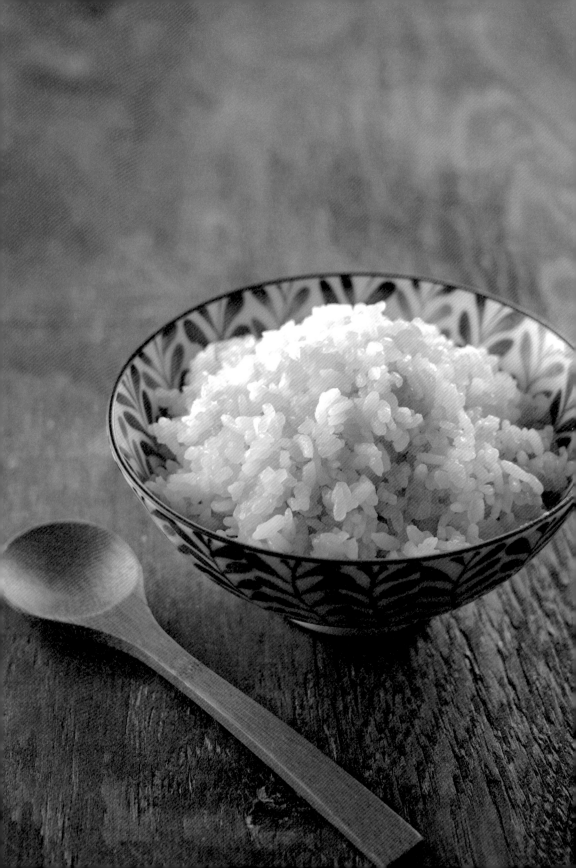

蒟蒻米白飯

蒟蒻米是以蒟蒻做成米粒狀的食材，膳食纖維豐富（每100g 含有 2.7g 的膳食纖維），且熱量低，口感 Q 彈。

如果完全以蒟蒻米取代傳統米，一般人可能會無法適應，所以建議將兩種米混合，不但能帶來飽足感，還能減少40%的熱量。

材料（約 4 碗飯）

白米 180g（1 杯）　　　　　蒟蒻米 360g（2 杯）

作法

1 將一杯白米輕輕撥洗 2～3 次後瀝乾，再加入一杯水。米：水的比例為 1：1～1.2。

2 將蒟蒻米倒入（無須加水），並攪拌均勻。

> **Tips** 蒟蒻不吸油也不吸水，烹煮時不用另外加水，只要按照原本煮米的水量即可。

3 放入電鍋，外鍋加一杯水，開關跳起即可。

774 kcal	13.7 g	2 g	177 g	10.9 g
總熱量	蛋白質	脂肪	碳水化合物	膳食纖維

＊一碗（200g）：191Kcal

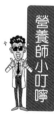

營養師小叮嚀

雖然蒟蒻米是低熱量食材，但不建議為了想要快速瘦身而餐餐吃。食用時也需多喝水，以免過量，避免攝取大量膳食纖維而導致腸胃不適。

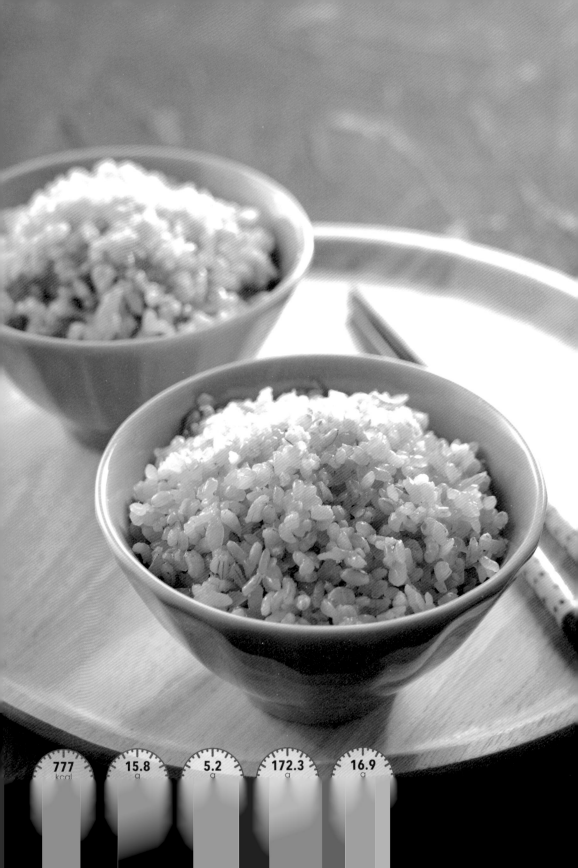

777
kcal

15.8
g

5.2
g

172.3
g

16.9
g

全穀雜糧類
Whole grains

蒟蒻米糙米飯

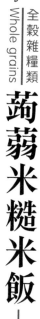

白米與糙米的熱量其實相差不大，但是糙米飯多了礦物質、維生素以及膳食纖維，而且升糖指數較低，可以延緩血糖急速上升，對於飽足感的維持也比較持久，所以在減脂時，糙米也是個好幫手。

除了糙米，也可以加入其他全穀雜糧類的食材，例如：藜麥、黑米、紅豆等，這些都是富含膳食纖維的主食類，也包含了植化素（黑米可補充花青素），對於身體的代謝能有所益處。

材料（約 4 碗飯）

糙米 180g（1 杯）　　　　　蒟蒻米 360g（2 杯）

作法

1 將一杯糙米輕輕撥洗 2 ～ 3 次後瀝乾，再加入一杯半的水。米：水的比例為 1：1.5。

> **Tips** 煮糙米飯的水量要比白米多，大約是 1.5 倍的水量。想要吃到更軟的口感，則需再增加水量。

2 將蒟蒻米倒入（無須加水），並攪拌均勻。

> **Tips** 蒟蒻不吸油也不吸水，烹煮時不用另外加水，只要按照原本煮米的水量即可。

3 放入電鍋，外鍋加一杯水，開關跳起即可。

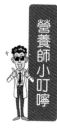

營養師小叮嚀

食用糙米飯時，需留意「分量」的控制，如果一味覺得糙米比較營養而攝取過量，也會讓體重不易控制。請記住，好的食材仍必需搭配分量控制，才能有效達到體重管理。

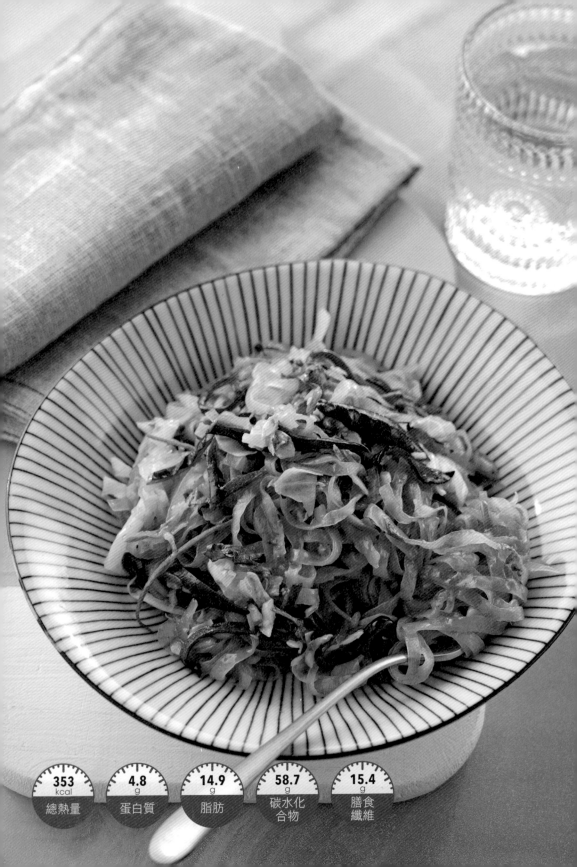

353 kcal	4.8 g	14.9 g	58.7 g	15.4 g
總熱量	蛋白質	脂肪	碳水化合物	膳食纖維

蒟蒻炒麵

　　傳統炒麵需要用較多的油量拌炒，相對來說熱量也較高，利用熱量低、富含膳食纖維的蒟蒻麵，就可以聰明避開熱量地雷。

　　這道料理的關鍵在於油量控制，建議使用量匙測量，就可以控制熱量。另外，加入黑木耳、高麗菜等蔬菜，即可提高膳食纖維的攝取量。餐餐吃飯吃得有點膩了嗎？不妨試試看這道美味又無負擔的蒟蒻炒麵。

材料

蒟蒻麵 360g	香菜 10g
黑木耳 20g	青蔥 5g
紅蘿蔔 15g	蒜頭 5g
高麗菜 100g	紅蔥頭 20g
洋蔥 50g	玄米油 15ml
辣椒 2g	

調味料

鹽巴 適量	醬油膏 10ml

作法

1 黑木耳、紅蘿蔔、高麗菜、洋蔥切絲；蒜頭、紅蔥頭、香菜切末；辣椒、青蔥切小段。

2 熱鍋後加入玄米油，放入蒜末、紅蔥頭爆香，加入紅蘿蔔、洋蔥炒熟，再加入黑木耳、高麗菜絲、辣椒以及蒟蒻麵拌炒。

　　Tips 蒟蒻不吸油也不吸水，烹煮時建議不要加太多水。

3 加入鹽巴、醬油膏調味並拌炒。

4 起鍋前撒上蔥花、香菜末即可。

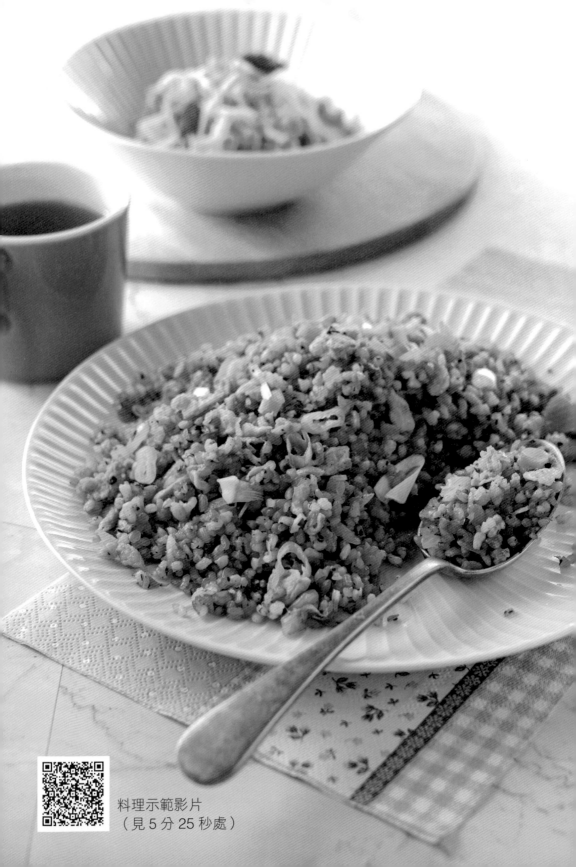

料理示範影片
（見 5 分 25 秒處）

蒟蒻米炒飯

　　100 公克的白飯有 182 大卡熱量，而蒟蒻米僅有 39 大卡，以蒟蒻米取代傳統炒飯，更能享受無負擔美味。蒟蒻米與糙米的比例為 2：1，讓蒟蒻米多一點，熱量更少一點。

　　加入炒蛋一同享用，可增加蛋白質的攝取量，也可讓升糖指數降低。

材料

蒟蒻米糙米飯　480g	青蔥　20g
雞蛋　110g（2 顆）	九層塔　15g
洋蔥　50g	葡萄籽油　10ml

調味料

鹽巴　適量	黑胡椒粉　適量
醬油　10ml	

作法

1 將 p.95 的蒟蒻米糙米飯冷藏整夜再使用。

　　Tips 選用隔夜飯，飯炒起來較能夠粒粒分明。

2 九層塔、洋蔥切末；青蔥切成蔥花。

3 熱鍋後加入油，將雞蛋打勻後下鍋快速翻炒，加入洋蔥炒至熟透，再加入蒟蒻米糙米飯畫圓拌炒。

4 加入鹽巴、醬油、胡椒粉調味，再撒上九層塔、蔥花提味即完成。

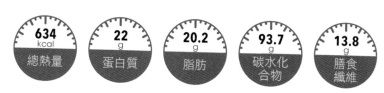

634 kcal 總熱量	22 g 蛋白質	20.2 g 脂肪	93.7 g 碳水化合物	13.8 g 膳食纖維

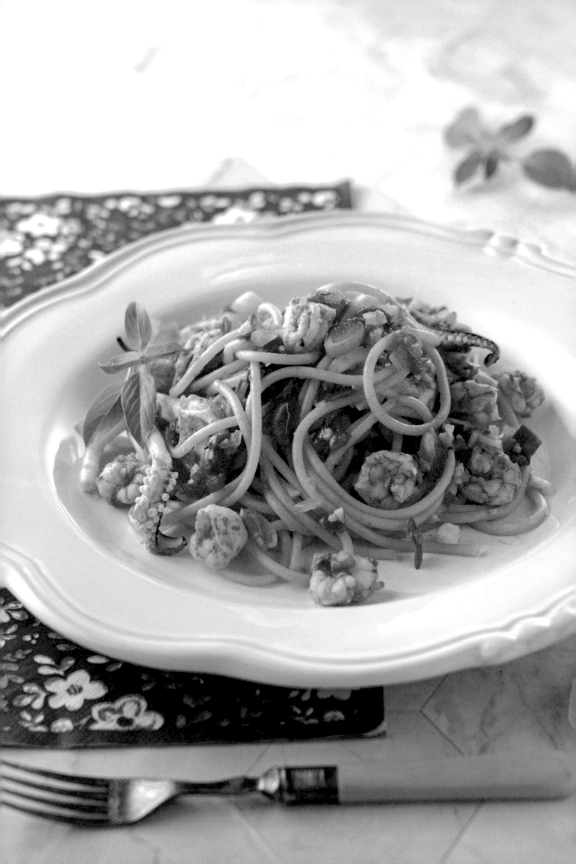

臺式義大利麵

　　義大利麵的原料是杜蘭小麥，蛋白質含量比一般麵條高，但升糖指數較低，所以在減脂期間想吃麵食時，義大利麵會是一個不錯的選擇。不過要特別注意醬料的搭配，熱量由少到多分別是：清炒、紅醬、白醬、青醬。進行體重控制時，清炒與紅醬是較好的選擇，白醬與青醬在製作時都需要較高的用油量，較不建議。

　　自己料理的好處在於能夠控制油量及添加的食材。搭配高蛋白低脂肪的海鮮，能夠補充足夠的蛋白質，番茄、洋蔥分別富含茄紅素與槲皮素，對於抗氧化有很好的幫助。

材料

生義大利麵條 100g	蒜頭 15g
蝦仁 130g	蒜苗 15g
透抽 150g	青蔥 15g
牛番茄 200g	香菜 15g
洋蔥 60g	橄欖油 15ml

調味料

鹽巴 適量

708 kcal 總熱量

48.5 g 蛋白質

17.7 g 脂肪

98.8 g 碳水化合物

作法

1 將牛番茄切成小丁，湯汁需留著備用。

2 洋蔥、蒜頭切末；蒜苗切小段；青蔥切成蔥花備用。

3 煮一鍋水，水滾後放入義大利麵條與少許鹽巴，煮至麵條熟透（約 10 分鐘），瀝掉水分將義大利麵條撈起。

4 熱鍋後加入油，先以蒜末爆香，再加入洋蔥末快速拌炒。

5 接著，倒入步驟 1 的番茄丁炒至糊狀，再加入番茄湯汁煮至微滾後，放入步驟 3 的義大利麵，加鹽調味。

6 在鍋中加入蝦仁、透抽，並蓋上鍋蓋燜熟即可。

7 起鍋前，可視個人喜好加入蔥花、蒜苗、香菜，增加整體香氣。

Tips 起鍋前再嚐一下味道，如鹹度不夠可加一點鹽調整。

營養師小叮嚀

料理時，食材的膨縮率也是需要留意的一環，像是義大利麵吸水後會膨脹至 2.65 倍，也就是 100g 的生義大利麵烹煮後會變成 265g。料理時要特別留意，避免煮過量。

100g 的生義大利麵，煮熟後會變 265g。

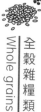

全穀雜糧類
Whole grains

傳統蘿蔔糕

蘿蔔糕的原料是在來米（並不是難消化的糯米）以及白蘿蔔，以營養的角度來看，其實就是白米加上蔬菜，而且比只吃白米飯還多了膳食纖維，所以只要分量控制得宜，一樣可以安心食用。

要特別注意的是煎蘿蔔糕時的油量。如果想要更低熱量，可以用蒸的方式；如果想要吃到香煎美味，就要控制食用分量，一餐以兩片為限，同時搭配上其他原型食物，才能達到體重控制的效果。

材料（約可製作 1kg 的蘿蔔糕）

在來米 200g	煮白蘿蔔的水量 200ml
浸泡米的水量 200ml	荸薺粉 10g
白蘿蔔 400g	

調味料

鹽巴 適量	白胡椒粉 適量

料理示範影片

781 kcal
總熱量

17.9 g
蛋白質

2.2 g
脂肪

170.4 g
碳水化合物

* 每片 60g/46kcal

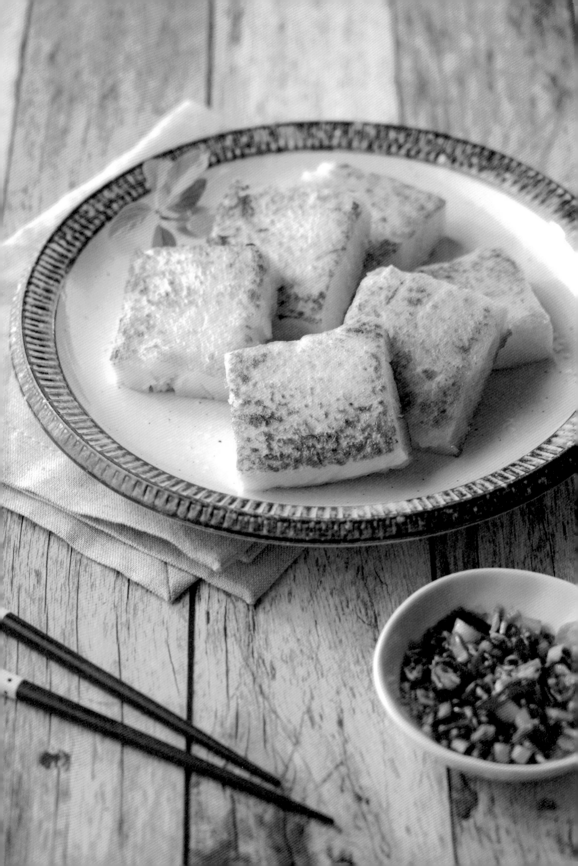

作法

1 將白蘿蔔洗淨刨絲。

2 將在來米泡水 2 ～ 3 小時以上，再把泡過的米、水用果汁機攪打成細緻的米漿。

3 荸薺粉加入少許水勾芡，倒入米漿中。

> **Tips** 加入荸薺粉，可讓蘿蔔糕完成後要切片時，較不易黏刀。

4 取一個大鍋，放入刨好的蘿蔔絲、水，以大火煮至滾後，加鹽巴、白胡椒粉調味，轉成小火，倒入一半的米漿，以同方向攪拌至濃稠，再倒入剩下的米漿，繼續攪拌至濃稠即可關火。

> **Tips** 倒入米漿後需持續攪拌，避免沾鍋。

5 蒸籠裡鋪上保鮮膜或粿紙，在兩邊放入兩個「粿氣」（幫助水蒸氣可以排出），再將米漿糊倒入蒸籠，並敲一下桌面，將空氣震出，並蓋上蒸籠蓋。

> **Tips** 「粿氣」通常會利用桂竹蒸筒，或是用厚紙捲成直徑 10 公分大小的圓柱狀。

6 煮一鍋熱水，將蒸籠放到鍋子上，覆蓋上一層粿布（棉布）並蓋緊，避免熱氣跑出，蒸煮約 50 ～ 60 分鐘。

7 將筷子插入蘿蔔糕中，如果筷子不沾黏，就代表熟了，即可拿起，待放涼即可切塊。

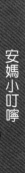

安媽小叮嚀

此款蘿蔔糕的口感較為扎實，如果想要軟一點的口感，可以將水量增加。

如果家中沒有蒸籠，也可以使用電鍋。先將刨絲白蘿蔔蒸熟，並將混合好的米漿和白蘿蔔拌勻，加入鹽、白胡椒粉調味後，墊上耐高溫玻璃紙（或烘焙紙），再放入電鍋蒸熟。

也可以加入油蔥、香菇、蝦仁，就成為港式蘿蔔糕了。

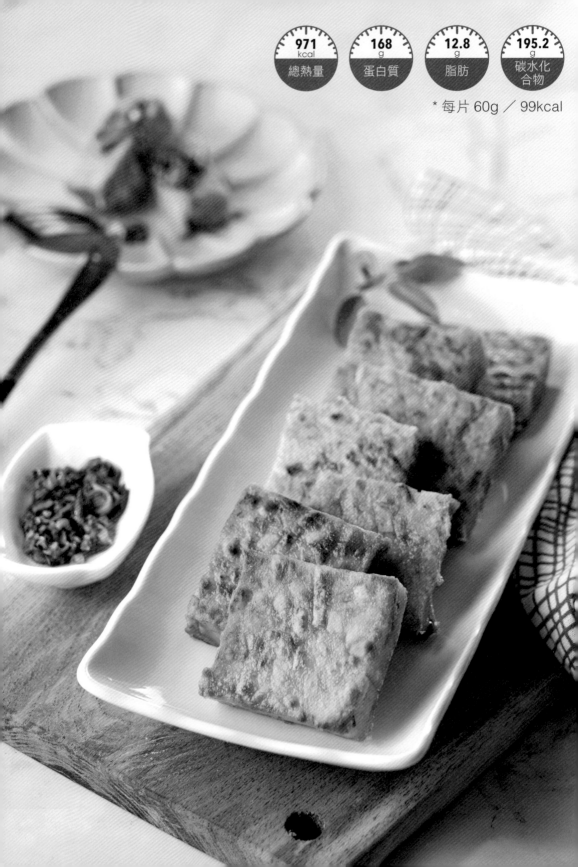

971 kcal	168 g	12.8 g	195.2 g
總熱量	蛋白質	脂肪	碳水化合物

＊每片 60g ／ 99kcal

全穀雜糧類
Whole grains

古早味芋頭糕

芋頭和蘿蔔不同，它不屬於蔬菜類，算是主食，且澱粉含量高，每 100 公克的熱量為 123 大卡。雖說低於白飯的 182 大卡，但熱量也並不低，食用時仍需注意分量及出現在餐桌上的頻率。

在吃芋頭糕這類料理時，每餐分量需控在一片半左右，並搭配上植物性蛋白的食物，以及足夠的蔬菜量，才能吃得均衡。這類的食物普遍出現在我們的生活裡，要如何在解饞之際，還能避免熱量超標，就是我們要學習的重要課題。

材料

芋頭 200g	水 200ml
紅蔥頭 30g	葵花油 10ml
在來米 150g	

作法

1. 將在來米泡水 2 ～ 3 小時以上，再把泡過的米、水用果汁機攪打成細緻的米漿。

2. 紅蔥頭切成末，芋頭切成絲狀。

3. 熱鍋後加入油，將紅蔥頭末爆香，放入芋頭絲，以小火炒至有香氣。

4. 將米漿與芋頭絲攪拌混合，放入電鍋，外鍋加入 50ml 水蒸熟即可。

   Tips 將筷子插入芋頭糕中，如果筷子不沾黏，就代表熟了，如果沒熟就再多蒸一會兒。

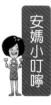

安媽小叮嚀

提供另一個快速完成的懶人作法，將芋頭去皮切小塊，放入電鍋蒸熟後，再與米漿混合蒸煮即完成，不過此種作法的缺點是香氣與風味稍嫌不足。

348
kcal
總熱量

 3.3
g
蛋白質

 0.3
g
脂肪

 85.5
g
碳水化
合物

 8.4
g
膳食
纖維

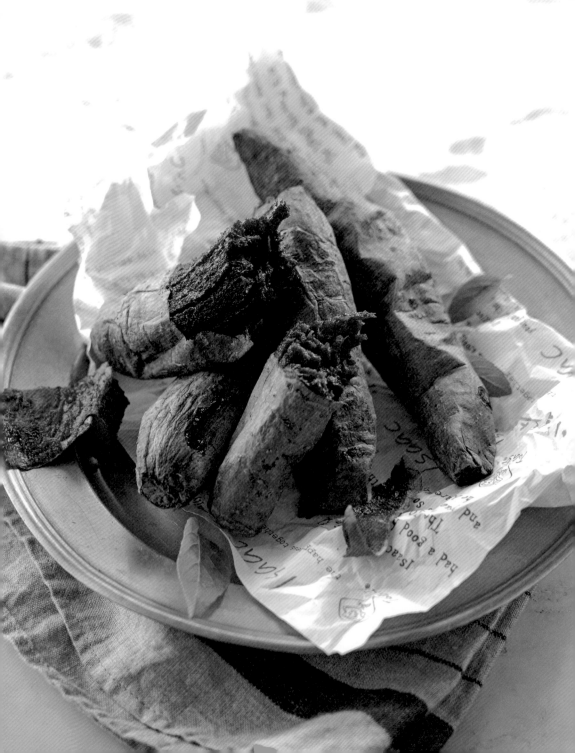

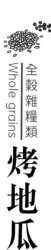
烤地瓜

如果想要變換主食種類，地瓜是很好的選擇，與白米飯相比，多了礦物質、維生素以及膳食纖維，而且紫色地瓜還多了花青素，更具營養價值。

地瓜的 GI 值（升糖指數）較低，介於 55～70 之間，對於血糖控制較有幫助。不過需要提醒的是，雖然升糖指數低的食物對於減重有所幫助，但並沒有絕對關係，GI 值低並不等於吃不胖，重要的關鍵還是在於食用的分量。

材料

芋心甘薯 300g

作法

1 地瓜洗淨（不用去皮），擦乾水分。

2 放入冰箱冷凍約 40 分鐘。

3 取出直接放入烤箱，以 200 度烘烤約 45 分鐘。烤至皮皺，用筷子插入，內部鬆軟就代表熟了。

Tips 為節省烤箱用電量，可以一次多烤一點，冷凍保存。經過冷凍再烘烤，口感會更鬆軟。

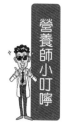

營養師小叮嚀

地瓜的熱量並不算低，每 100 公克約有 116 大卡，只有比 182 大卡的白飯低了一些，差距不算太大，所以替換成主食時還是要控制分量。減重期間同時攝取各類食物，才能達到又飽又瘦的效果。

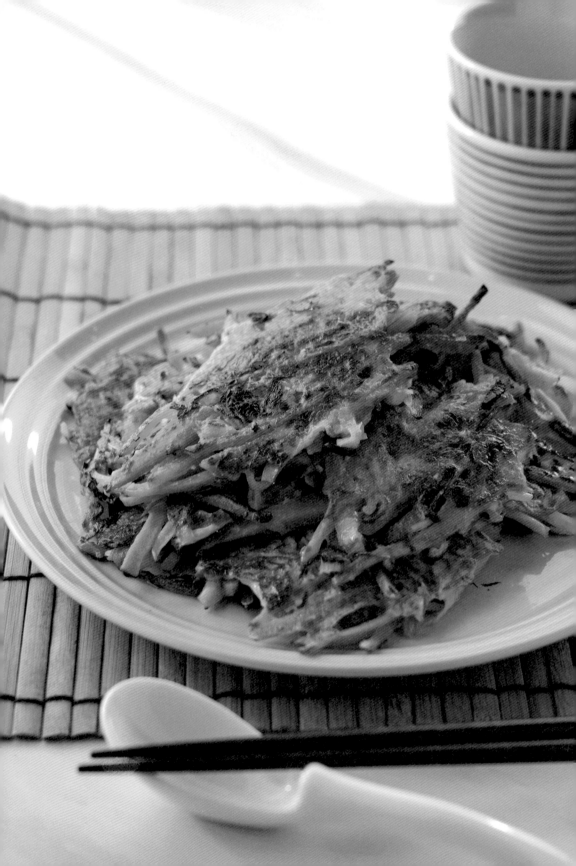

南瓜煎餅

南瓜也是一個很好的主食選擇，熱量較低，每 100 公克只有 69 大卡，所以食用的分量可以比米飯多一些。且富含膳食纖維，每 100 公克有 2.5 公克（一般來說，超過 2 公克就算表現不錯了），富含維生素 A，可以維持皮膚健康。

這道料理加入了洋蔥、紅蘿蔔等蔬菜，可以增加膳食纖維的攝取。另外，為了讓煎餅容易成形，添加了少量麵粉，因此在享用時要留意切勿過量。

材料

南瓜 250g	青蔥 50g
洋蔥 50g	雞蛋 110g（2 顆）
紅蘿蔔 50g	橄欖油 5ml
高筋麵粉 30g	鹽巴 適量

作法

1 將南瓜、洋蔥、紅蘿蔔切成絲備用。

2 將步驟 **1** 食材、鹽巴和麵粉加入蛋液中，混合均勻。

3 熱鍋後加入油，倒入步驟 **2** 食材，以小火慢煎至兩面呈金黃色澤，即可起鍋。

> **Tips** 因為是用生的南瓜煎煮，所以要有耐心的以小火慢煎，或是蓋上鍋蓋燜煮，能帶來較好的口感。也可以先將南瓜蒸熟，煎的時候會比較快熟，但會較缺少香氣。

518 kcal	23.6 g	15.5 g	79.8 g	10.5 g
總熱量	蛋白質	脂肪	碳水化合物	膳食纖維

＊ 每片 60g ／ 57kcal

PART 4

豆蛋類料理

雞蛋方便取得、好料理的特性，是瘦身減脂的好幫手。
豆皮、豆腐、豆乾等食材，是很好的植物性蛋白，
以豆製品做為主要蛋白質來源，
可以避免攝取過多的脂肪，減少身體的負擔。
14 道美味的豆蛋類料理，補充一天所需的蛋白質。

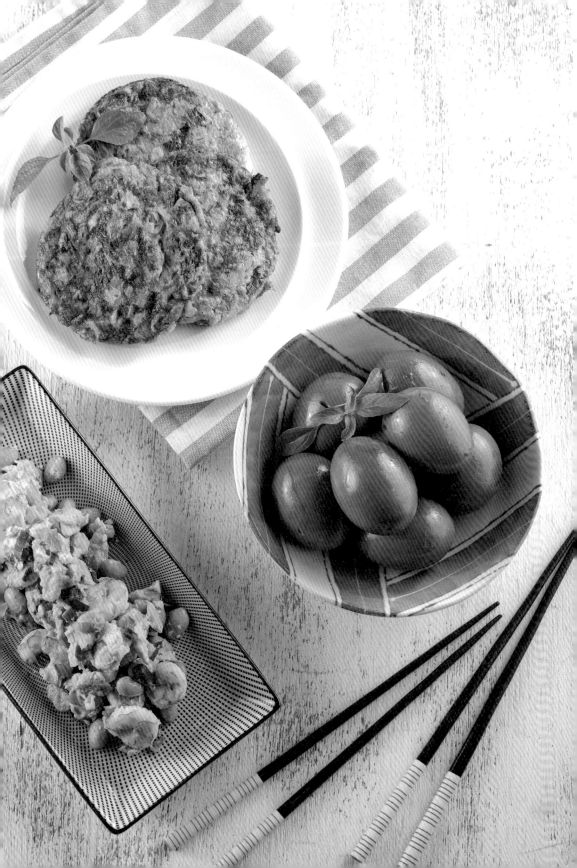

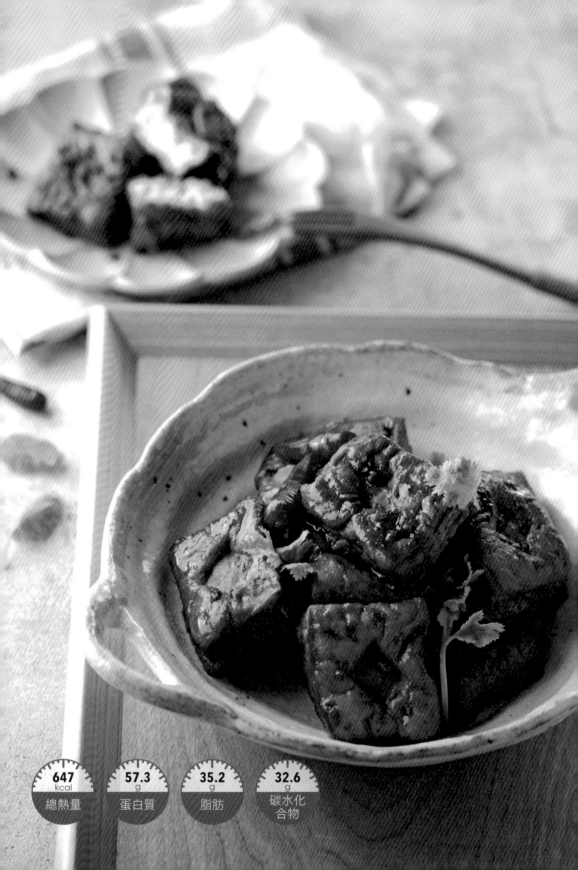

647 kcal	**57.3** g	**35.2** g	**32.6** g
總熱量	蛋白質	脂肪	碳水化合物

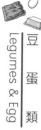

滷豆干

豆干是富含蛋白質的豆製品，而且是植物蛋白，不含膽固醇，雖然如此，仍要控制攝取的分量（每 100 公克含有 17 公克的蛋白質，熱量 155 卡）。鉀、鈣、鐵、鋅等礦物質含量也相當豐富，補充蛋白質的同時，也能補充其他礦物質。

材料

豆干 300g	蒜苗 30g
洋蔥 30g	香菜 20g
辣椒 3g（依照個人喜好添加）	玄米油 10 ml
蒜頭 20g	

調味料

醬油膏 10ml	醬油 20ml

作法

1 煮一鍋滾水，放入豆干稍微燙一下。放涼後再切成塊狀。

　　Tips 豆干易壞，買回來後以滾水燙過，待涼後放於冰箱冷藏，約可保存三～四天。選擇完全無染色的白豆干較為安心。

2 將辣椒、蒜頭、香菜切末；蒜苗切小段；洋蔥切絲。

3 熱鍋後加入油，放入辣椒、蒜頭爆香，加入洋蔥拌炒至熟透，再放入豆干煸炒至微焦，加入醬油膏、醬油，蓋上鍋蓋，以小火滷至收乾，起鍋前，加入蒜苗、香菜即可。

　　Tips 滷豆干時鍋蓋要蓋上，讓豆干膨脹起來，可以吸附醬汁，比較容易入味。

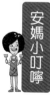

安媽小叮嚀

如果想節省時間，也可用炒的方式。將豆干切成細絲，和其他食材一起拌炒即可。炒豆干不用蓋鍋蓋，滷豆干則要蓋鍋蓋。

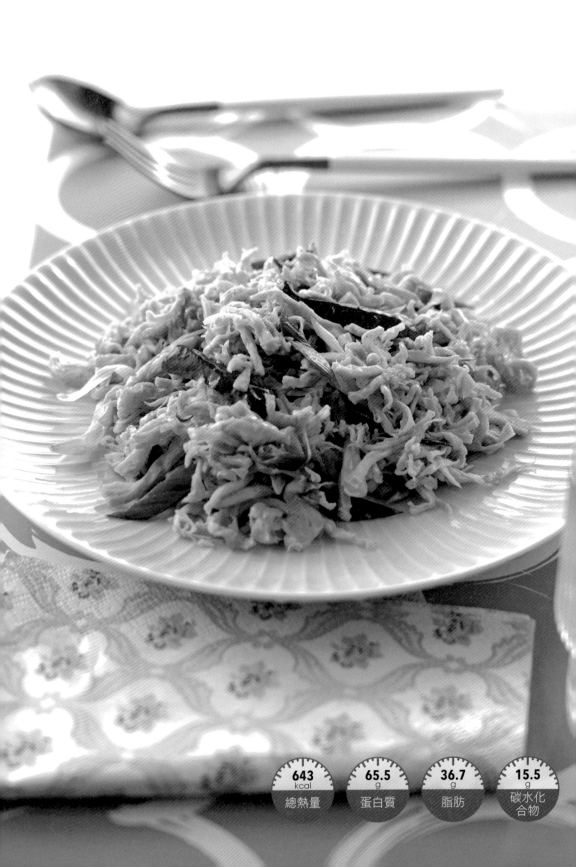

| 643 kcal 總熱量 | 65.5 g 蛋白質 | 36.7 g 脂肪 | 15.5 g 碳水化合物 |

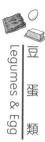

豆　蛋　類

Legumes & Egg

炒豆皮

豆皮的蛋白質含量相當高，每 100 克就有 25.3 克的蛋白質，熱量為 208 卡，這也是相當容易補充植物性蛋白的一道料理，不過要注意的是熱量不算低。一般我們在外食吃到的豆皮，有些都還會經過油炸，熱量更加容易超標，所以盡量挑選沒有經過油炸的豆皮，自己料理時也控制好用油量，才不會攝取過多的熱量。

材料

豆皮　250g	蒜頭　5g
蒜苗　30g	辣椒　2g
香菜　30g	玄米油　10ml

調味料

鹽巴　適量	醬油膏　10ml（也可以替換成醬油）

作法

1 將豆皮切絲，辣椒、蒜頭、香菜切末，蒜苗切小段。
2 熱鍋後加入油，放入辣椒、蒜頭爆香，加入豆皮，以小火耐心煸炒至微焦。
3 起鍋前加入鹽巴、醬油膏、蒜苗、香菜。

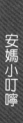

安媽小叮嚀

在炒豆皮時，油量多會比較好炒，但由於要控制油量，一定要有耐心以小火慢炒的方式，才能好吃又不會過油。
豆皮料理多樣化，可以試著改變形狀來變化，除了切細絲，也可以切成塊狀；除了乾炒外，想要品嘗濕潤一點的口感，可以加入少許水分拌炒，甚至可以紅燒或是燉滷，自行變化。
購買時，選擇第一層豆漿凝結的豆皮，品質會最好、最嫩。

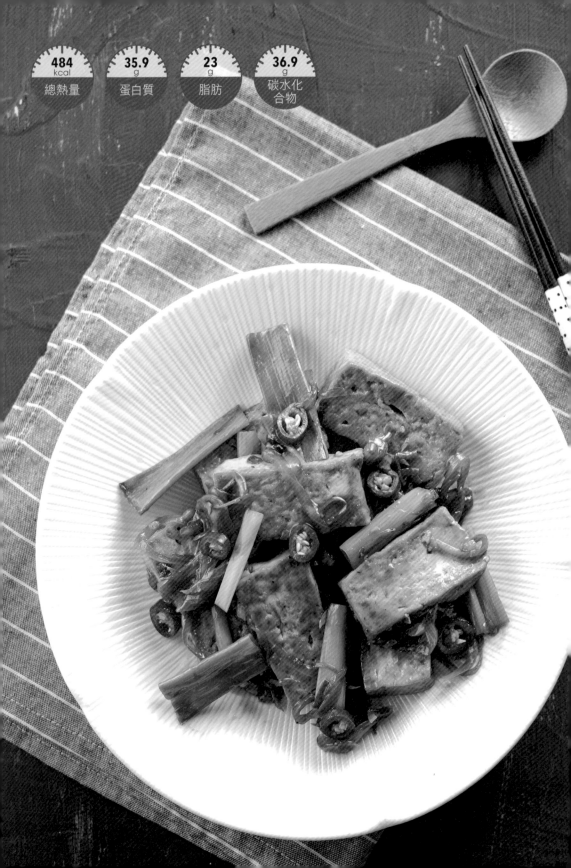

| 484 kcal 總熱量 | 35.9 g 蛋白質 | 23 g 脂肪 | 36.9 g 碳水化合物 |

紅燒豆腐

傳統板豆腐的水分含量高，所以營養素的密度較低，每100公克中有 8.5 公克的蛋白質，熱量只有 88 卡，所以可以吃的量比較多，能增加飽足感。

傳統豆腐在製成的時候會添加鈣，每 100 公克約有 140 毫克的鈣質，這也是素食者補充鈣質相當好的一種食材。

材料

板豆腐 400g	蒜頭 5g
紅蘿蔔 10g	辣椒 5g
洋蔥 50g	葵花油 10ml
青蔥 30g	

調味料

烏醋 10ml	醬油膏 10ml

作法

1 板豆腐切塊，紅蘿蔔、洋蔥切絲，青蔥切小段，蒜頭、辣椒切末。

2 熱鍋後加入油，放入板豆腐煎至雙面稍微呈現金黃色。

   Tips 煎豆腐時，也可以先加入少許鹽巴，除了幫助入味，也可以減少醬油膏的用量。

3 接著加入洋蔥、紅蘿蔔、蒜末、辣椒拌炒，加入醬油膏與少許水，蓋上鍋蓋，燜煮至湯汁濃稠。

4 起鍋前，再加入烏醋、醬油膏調味。

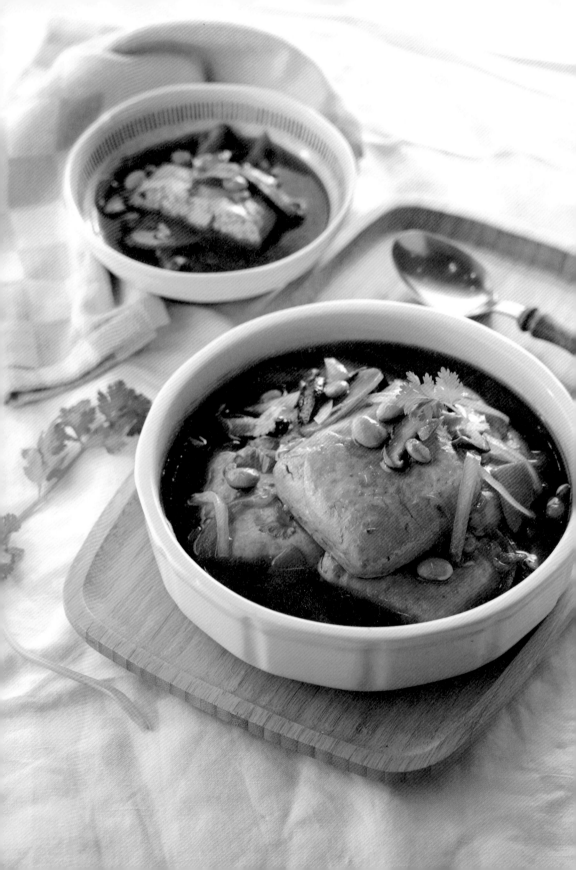

紅燒臭豆腐

　　臭豆腐可說是國民美食，每 100 克有 13.5 克的蛋白質，是很好的蛋白質來源。只要避免使用高油脂的油炸方式，選擇清蒸、紅燒都是不錯的吃法，關鍵在於油量以及鈉含量的控制，適量吃一樣沒有問題。

材料

臭豆腐 400g	香菜 30g
紅蘿蔔 20g	蒜頭 10g
木耳 20g	辣椒 5g
洋蔥 50g	高湯 500ml
熟毛豆 50g	葵花油 5ml

調味料

豆瓣醬 15ml	醬油膏 15ml

作法

1 紅蘿蔔切片，木耳、洋蔥切絲，香菜、蒜頭、辣椒切末。

2 熱鍋後加入油，以小火拌炒豆瓣醬，炒香後加入洋蔥炒軟，再加入醬油膏調味。

3 接著再加入蒜頭、辣椒拌炒，並加入高湯，放入臭豆腐、木耳、紅蘿蔔，蓋上鍋蓋，以小火燉煮至食材入味。

4 起鍋前放入煮熟的毛豆，撒上香菜即可。

Tips 毛豆不能煮太久，以免變黃，建議先煮熟。

481 kcal
總熱量

37 g
蛋白質

24.6 g
脂肪

45.3 g
碳水化合物

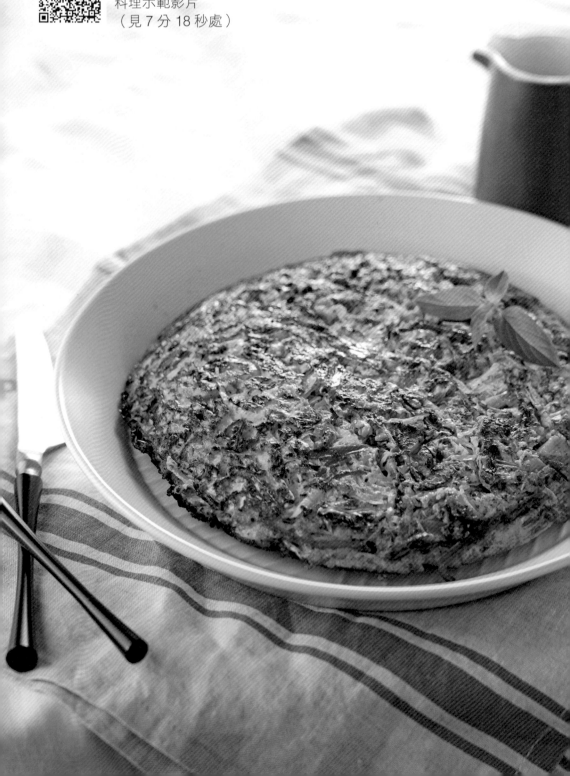
料理示範影片
（見 7 分 18 秒處）

高麗菜豆腐餅

結合高麗菜與豆腐的一道料理，既能夠補充植物性蛋白，也能夠補充膳食纖維，加入雞蛋，能夠補充完全蛋白。也可以自行變化配料，加入蝦仁、毛豆等食材，增加蛋白質的含量。

材料

高麗菜 300g	雞蛋 110g（2 顆）
紅蘿蔔 20g	青蔥 20g
板豆腐 400g	香菜 20g
洋蔥 50g	葵花油 15ml

調味料

鹽巴 適量

作法

1 高麗菜、紅蘿蔔切絲，板豆腐捏碎，洋蔥、青蔥、香菜切成末。

2 將步驟 1 的全部食材與蛋液攪拌均勻，再加入鹽巴調味。

3 熱鍋加入油，倒入蛋液，煎至兩面呈金黃色澤即可。

Tips 也可以用少許油先將洋蔥、紅蘿蔔炒過，再加入蛋液煎熟，這樣料理會更具香氣。

719 kcal
總熱量

53.3 g
蛋白質

37.7 g
脂肪

49 g
碳水化合物

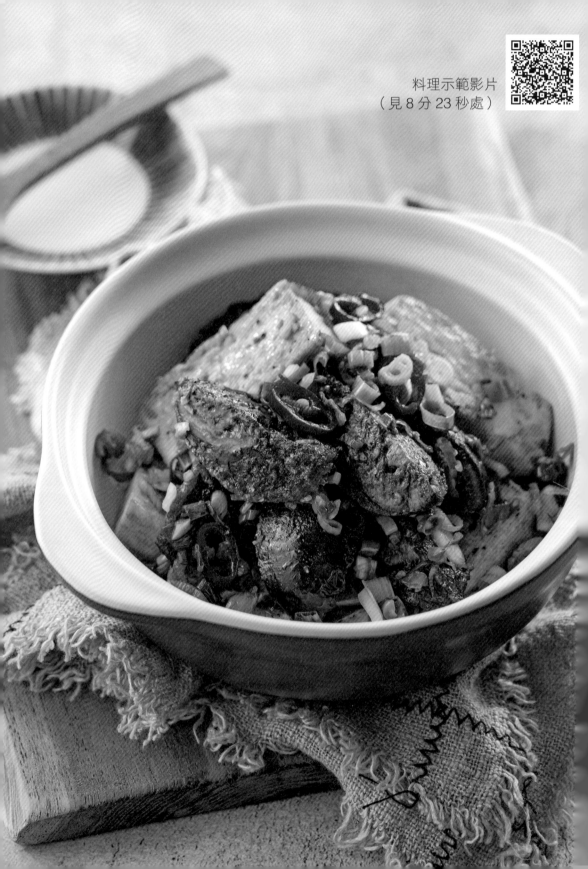

料理示範影片
（見8分23秒處）

乾煎皮蛋豆腐

皮蛋的營養價值豐富，熱量與雞蛋差不多，也都是富含蛋白質的食材，比較大的差異在於皮蛋是加工品，鈉含量較高，需避免過量。如能控制食用分量與頻率，皮蛋搭配上豆腐，是一道可以好好補充蛋白質的料理。

材料

板豆腐 300g	辣椒 3g
皮蛋 100g	青蔥 30g
蒜頭 5g	葡萄籽油 10ml

調味料

鹽巴 適量	醬油膏 10ml

作法

1 板豆腐、皮蛋切塊，蒜頭切成末，辣椒切成小段，青蔥切成蔥花。

2 熱鍋加入油，放入蒜末、辣椒爆香，加入板豆腐、皮蛋，以小火耐心乾煎至表面呈金黃色澤。

Tips 想控制油量又兼顧美味，就必需以小火乾煎的方式耐心料理，才能吃得健康又美味。

3 起鍋前，加入醬油膏調味，撒上蔥花即可。

Tips 煎豆腐時可以加少許鹽，比較容易入味，也可以減少醬油膏的使用量；皮蛋煎切面（有蛋黃的那面）即可。

498 kcal
總熱量

39.4 g
蛋白質

27.5 g
脂肪

10.1 g
碳水化合物

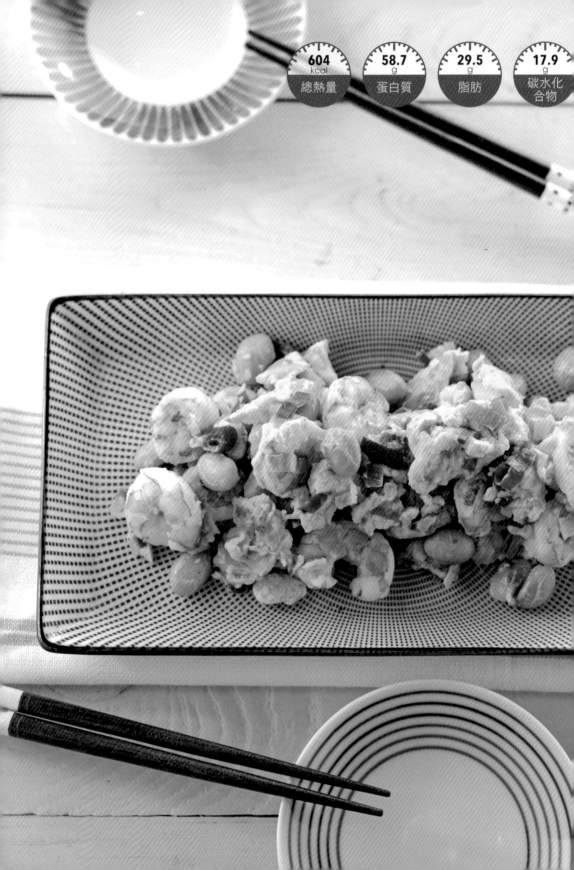

604 kcal	58.7 g	29.5 g	17.9 g
總熱量	蛋白質	脂肪	碳水化合物

毛豆蝦仁炒蛋

這是一道富含蛋白質的料理，毛豆算是植物性蛋白，對於腎臟的負擔較小，而蝦仁也是屬於飽和脂肪酸含量較低的食材，再搭配上雞蛋的完全蛋白，藉由簡單的搭配方式，在減脂期間就能夠補充足夠的優質蛋白質。

材料

毛豆 120g	青蔥 20g
蝦仁 120g	雞蛋 220g（4 顆）
洋蔥 30g	蒜頭 5g
香菜 20g	初榨橄欖油 10ml

調味料

鹽巴 2g	醬油膏 5ml

作法

1 煮一鍋熱水，水煮沸加入毛豆、少許鹽巴，再煮 30 ～ 40 分鐘。煮好放涼。

   Tips 可一次煮好大量的毛豆，存放於冰箱冷凍保存，需要時隨時拿出來拌炒，相當方便。

2 蝦仁去腸泥；洋蔥、蒜頭、香菜切末備用。

3 取一大碗，將雞蛋攪拌均勻，加入醬油膏、鹽巴調味。

4 熱鍋後，先將蝦仁快炒至半熟後，盛起備用。

5 鍋中加入橄欖油，放入蒜末、洋蔥末炒軟炒香，加入蔥花、香菜末快速拌炒，再加入蛋液炒熟，放入蝦仁、毛豆炒熟即可盛盤。

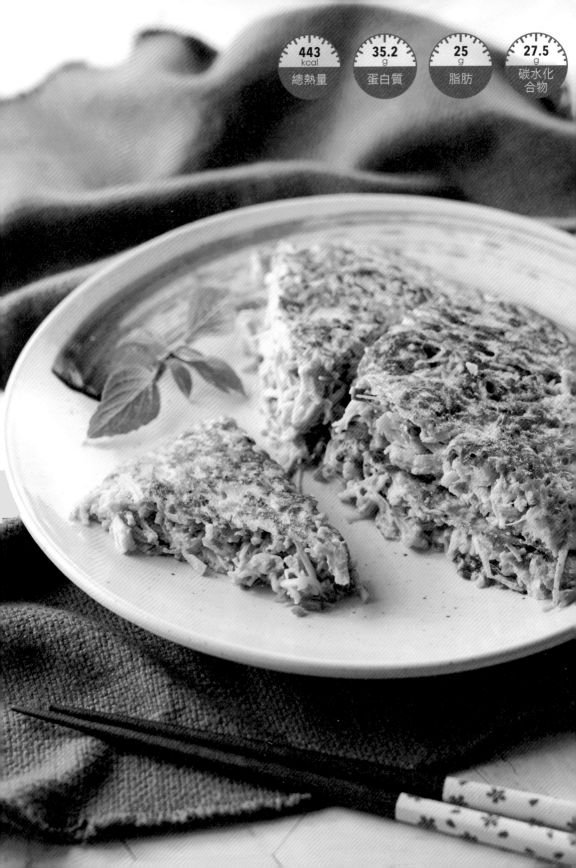

金針菇煎蛋

雞蛋是補充蛋白質最簡單快速的食材，這道料理搭配上口感滑嫩的金針菇，不僅富含膳食纖維，每 100 克裡含有 2.3 克膳食纖維，也有 2.6 公克的蛋白質，還包含維生素 B3、菸鹼酸、礦物質鉀等。

雞蛋與金針菇都是能夠快速煮熟的食材，這道料理只要混合煎熟，即能快速享用到鮮美可口、蛋香四溢的美味。整道料理控制在 10ml 的油量，就能避免過多的熱量。

材料

金針菇 210g	青蔥 60g
紅蘿蔔 15g	雞蛋 220g（4 顆）
洋蔥 30g	玄米油 5ml
香菜 20g	

調味料

鹽巴 適量

作法

1 金針菇切成小段，紅蘿蔔、洋蔥、香菜、青蔥切末。

2 將雞蛋打勻與步驟 **1** 食材混合均勻，再加入鹽巴調味。

3 熱鍋後加入油，將步驟 **2** 的食材放入鋪平，蓋上鍋蓋，以小火慢煎至雙面呈金黃色澤，即可盛盤。

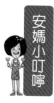

安媽小叮嚀

可以先將紅蘿蔔、洋蔥等較耐煮的食材先用油稍微炒過，再加入金針菇、香菜、青蔥炒至半熟，再加入蛋液煎熟，這樣的方式可以讓整道料理更具香氣。

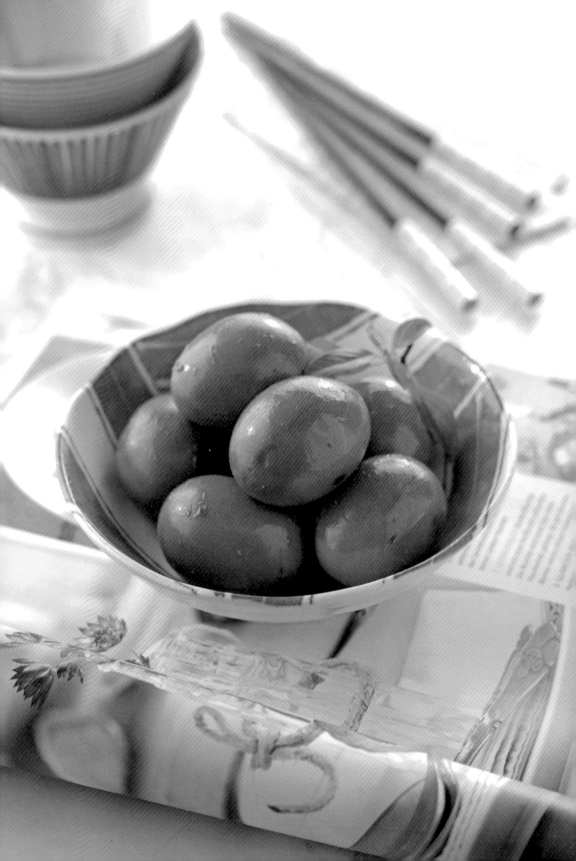

安媽滷蛋

再普通不過的家常滷蛋，是補充蛋白質的最好食材。很多人擔心膽固醇問題，吃蛋時不吃蛋黃，不過美國最新的飲食指南已經將每日 300 毫克膽固醇攝取上限取消，主要是因為體內的血膽固醇與飲食中的膽固醇影響，占比只有兩到三成。除非你有特殊疾病或是血脂偏高，才會需要限制膽固醇攝取，不然更應該注意的其實是飽和脂肪酸的攝取量。

材料

雞蛋 550g（10 顆）	洋蔥末 50g
辣椒 3g（依個人喜好添加）	芥花油 5ml
水 150ml	

調味料

醬油 50ml	味醂 75ml

作法

1 在冷水中放入常溫蛋，煮至水滾後（約 5 分鐘）關火，蓋上鍋蓋燜 10 分鐘左右。撈起放涼後再剝殼。

2 洋蔥、辣椒切末。

3 熱鍋加入油，放入辣椒、洋蔥爆香，加入醬油、味醂炒香，放入雞蛋，拌炒醬香入味。

   Tips 炒醬香時要用小火慢炒，避免炒過頭產生苦味。

4 接著加入 150ml 的水，燉煮 30 分鐘，關火，再浸泡 30 分鐘使其入味。

106 kcal 總熱量　7.5 g 蛋白質　5.4 g 脂肪　7 g 碳水化合物

＊為一顆滷蛋的營養成分

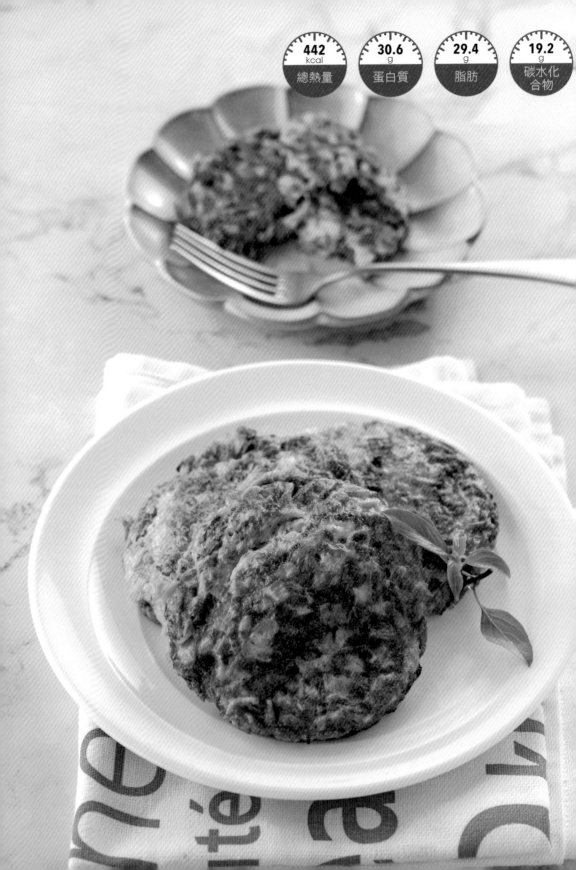

442 kcal	30.6 g	29.4 g	19.2 g
總熱量	蛋白質	脂肪	碳水化合物

菜脯蛋

　　菜脯是以白蘿蔔醃漬製成的，所以也是富含膳食纖維的食材，具有特殊香氣與風味，是古早味料理中的常見配角。

　　要特別注意的是，菜脯鹹度高、鈉含量高，料理時必需反覆泡水以稀釋掉鹽分，除了可減少鈉含量，也避免過於鹹香下飯而食用過量。

材料

手工菜脯 40g	青蔥 30g
雞蛋 220g（4 顆）	香菜 15g
洋蔥 60g	辣椒 5g（依個人喜好添加）
紅蘿蔔 30g	初榨橄欖油 10ml

調味料

鹽巴 少許	醬油膏 5ml

作法

1 將菜脯反覆泡水，稀釋鹽分後，再稍微剁碎。

2 洋蔥、紅蘿蔔、青蔥、香菜、辣椒切末。

3 將雞蛋打勻，與步驟 **1**、**2** 食材混合均勻。

4 熱鍋後加入初榨橄欖油，將步驟 **3** 食材倒入鋪平，蓋上鍋蓋，以小火慢煎至雙面呈金黃色澤，即可盛盤。

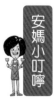

安媽小叮嚀　先將菜脯用乾鍋以小火炒香後，把菜脯移到鍋邊再加入少許油，放入洋蔥、紅蘿蔔、青蔥、香菜，以小火炒香，再倒入蛋液煎熟，這種作法會更具風味。

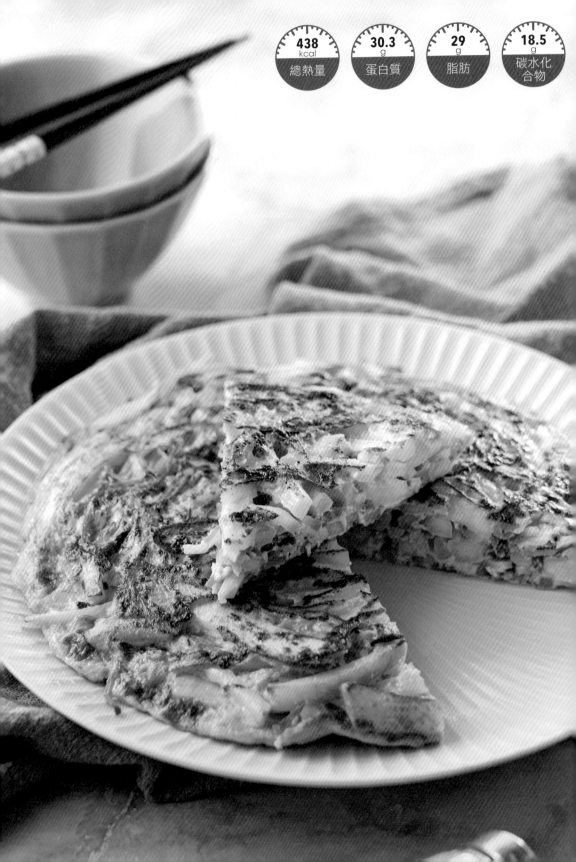

438 kcal	30.3 g	29 g	18.5 g
總熱量	蛋白質	脂肪	碳水化合物

蒲瓜烘蛋

　　這道蒲瓜烘蛋的特色，在攝取蛋白質的同時也能補充其他營養素。蒲瓜是蔬菜類，熱量低，每 100 公克僅有 15 大卡，其中也含有礦物質鉀、鈣、鎂等，以及維生素 A、B 群、C 等，也能夠補充膳食纖維，兩者結合起來，是相當不錯的搭配。

材料

蒲瓜 200g	香菜 20g
洋蔥 30g	蒜頭 5g
紅蘿蔔 20g	葡萄籽油 10ml
雞蛋 220g（4 顆）	

調味料

鹽巴 適量

作法

1 蒲瓜切成細絲，加鹽抓醃一下，使其出水，再將水分擰乾備用。

　　Tips 加鹽抓醃是為了更加脆口，醃漬時間不能放過久，如果放置隔夜蒲瓜容易變黑。

2 洋蔥、紅蘿蔔切絲，香菜、蒜頭切末。

3 熱鍋加入油，先放入蒜末爆香，再加入蒲瓜絲、洋蔥絲、紅蘿蔔絲拌炒，加入少許水，炒至熟透，盛起備用。

4 將雞蛋打勻，加入香菜末、鹽巴、步驟 3 食材，攪拌均勻。

5 熱鍋加入油，將蛋液食材倒入，稍微整形成圓餅狀，蓋上鍋蓋，以中火將雙面烹煮至熟透。

　　Tips 可利用盤子倒扣翻面，即能料理出完美形狀。如果無法判斷是否熟透，可用筷子測試，沒有沾黏、可輕鬆穿透，即可盛盤。

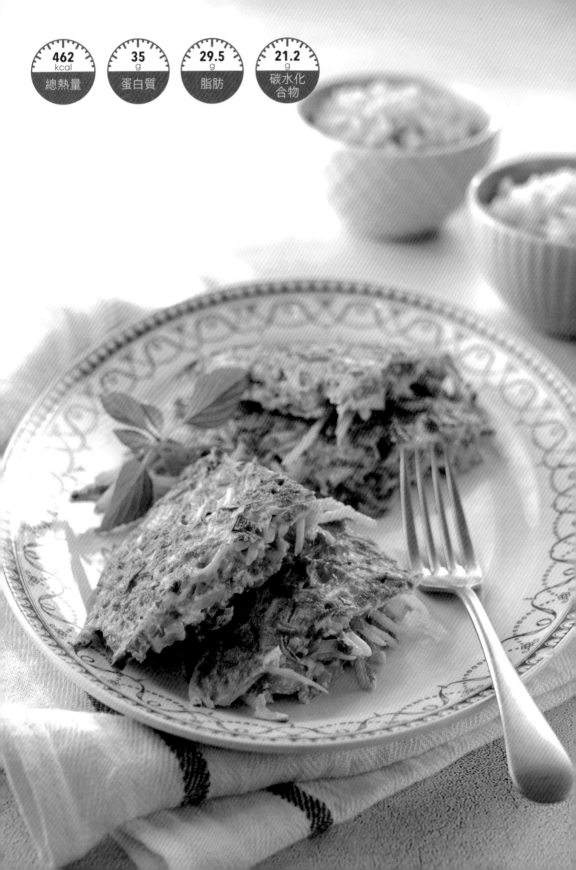

462 kcal 總熱量

35 g 蛋白質

29.5 g 脂肪

21.2 g 碳水化合物

銀芽烘蛋

豆芽菜一般指的是綠豆芽，另外還有黃豆芽。綠豆芽算是蔬菜的豆類，而黃豆芽也是，但其蛋白質含量較高，兩者都算是高纖維低熱量的食材，另外也有礦物質鉀、鈣、鎂以及維生素 B 群、維生素 C 等營養成分，100 公克僅有 24 ～ 29 大卡，黃豆芽熱量稍高，最大的差別是黃豆芽的蛋白質以及維生素 A 含量比較高，兩者皆可用來搭配烘蛋，當作是補充蛋白質外的營養素來源。

材料

豆芽菜 200g	蒜苗 20g
韭菜 20g	蒜頭 15g
甜椒 20g	雞蛋 220g（4 顆）
香菜 20g	玄米油 15ml

調味料

鹽巴 適量

作法

1 將豆芽菜去除頭尾，韭菜、甜椒切成絲，蒜苗切小段，香菜、蒜頭切末備用。

   Tips 建議使用綠豆芽。黃豆芽口感較硬，較適合涼拌或醋炒。

2 熱鍋後加入 5ml 的油，加入豆芽菜、韭菜、甜椒拌炒至熟，盛起備用。

   Tips 豆芽菜一開始不要炒太熟，以免影響脆口程度。

3 將雞蛋、步驟 2 的食材、香菜、蒜苗、蒜頭混合均勻。

4 熱鍋後加入 5ml 的玄米油，將步驟 3 食材放入鋪平，蓋上鍋蓋，以小火慢煎至雙面呈金黃色澤，即可盛盤。

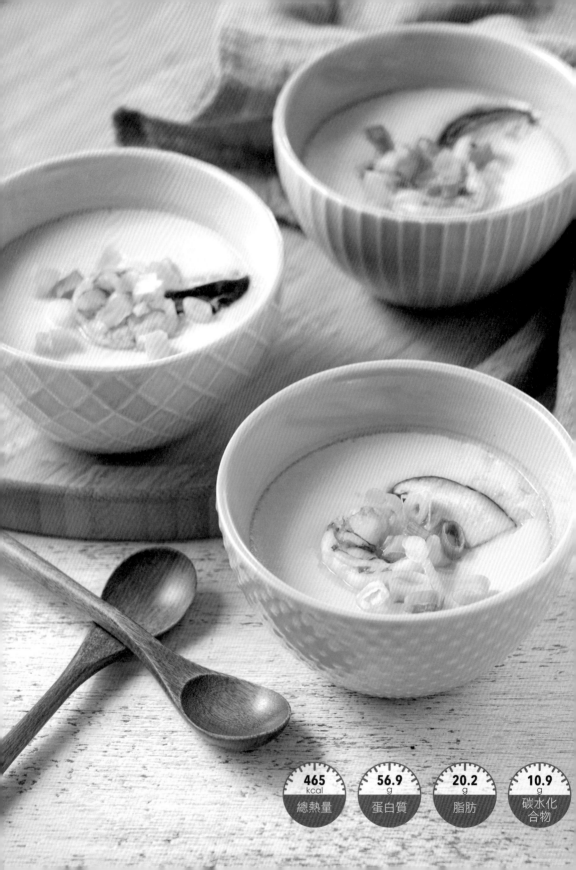

465 kcal	**56.9** g	**20.2** g	**10.9** g
總熱量	蛋白質	脂肪	碳水化 合物

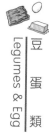

蒸蛋

蒸蛋是再簡單不過的一道料理，卻能提供良好優質蛋白質來源，除了雞蛋本身，還可以加入低脂高蛋白的蝦仁，以及植物性蛋白的毛豆仁，增加不同蛋白質的攝取。

另外，也可以加入滴雞精或是熬雞精，除了增加風味外，其中油脂已經濾掉，所以熱量也不高，50ml 僅有 17 卡，而且是蛋白質短胜肽的形式，對於消化吸收比較差的人，會是很好的選擇。

材料

雞蛋 220g（4 顆）	青蔥 20g
蝦仁 50g	雞精 100ml
毛豆 50g	水 120ml
新鮮香菇 80g	

調味料

鹽巴 適量

作法

1 將蛋液打勻，再加入水或高湯、鹽巴攪打均勻，並以篩網過濾。

　Tips 蛋液跟液體（水＋雞精）的比例約 1：1，可以依照個人喜歡的口感調整水量。

2 將蛋液放入電鍋，外鍋加入半杯水。蒸煮時，可夾放一支筷子，讓電鍋留一點小縫隙。

　Tips 保留縫隙的用意，是避免鍋內加熱急速升溫時，鍋蓋水滴落造成蒸蛋表面坑洞，影響美觀。

3 在蒸蛋上加入蝦仁、毛豆、切片香菇，外鍋加入半杯水。

4 電鍋開關跳起，撒上蔥花即完成。

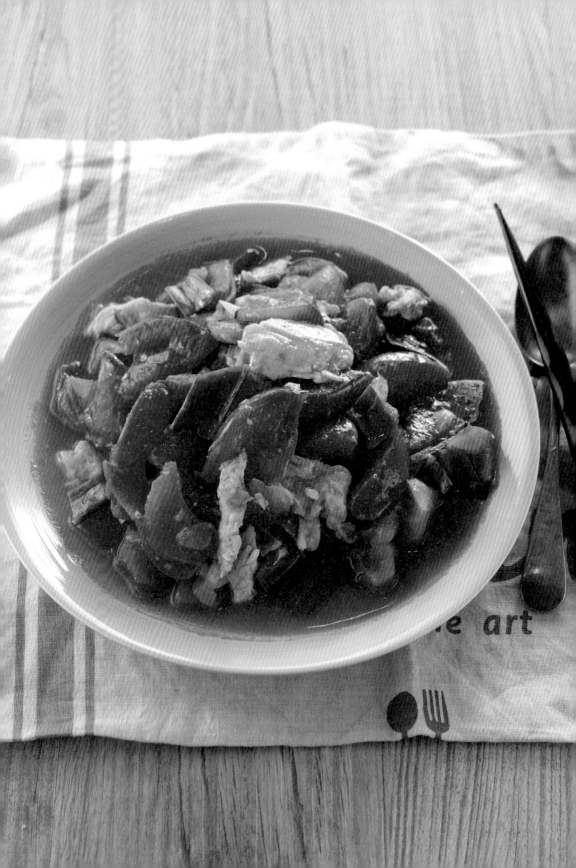

番茄炒蛋

番茄的營養價值很高，包含了膳食纖維、礦物質、維生素，還有植化素，其中維生素 A 的含量不算低，每 100 公克就有 132μg R.E. 維生素 A（每日建議攝取：成年男性 600μg R.E.、成年女性 500μg R.E.），對於皮膚黏膜組織的健康有很大的幫助。番茄也含有豐富的茄紅素，由於是脂溶性的營養素，所以要跟油一起炒才易於被人體吸收利用。

材料

牛番茄 300g	青蔥 40g
雞蛋 220g（4 顆）	葵花油 15ml

調味料

鹽巴 適量	味醂 10ml

作法

1 牛番茄切塊，雞蛋打勻，青蔥切段。

2 在熱鍋中加油，倒入蛋液，將蛋炒至半熟盛起。

3 鍋中放入番茄炒至糊狀，加入少許水，煮至番茄稍微熟軟，加入炒蛋拌勻。

   Tips 番茄熟軟的程度可以自行拿捏，調整成喜愛的口感。

4 起鍋前，加入鹽巴、味醂調味，撒上青蔥即完成。

462 kcal
總熱量

30.7 g
蛋白質

29.2 g
脂肪

23.4 g
碳水化合物

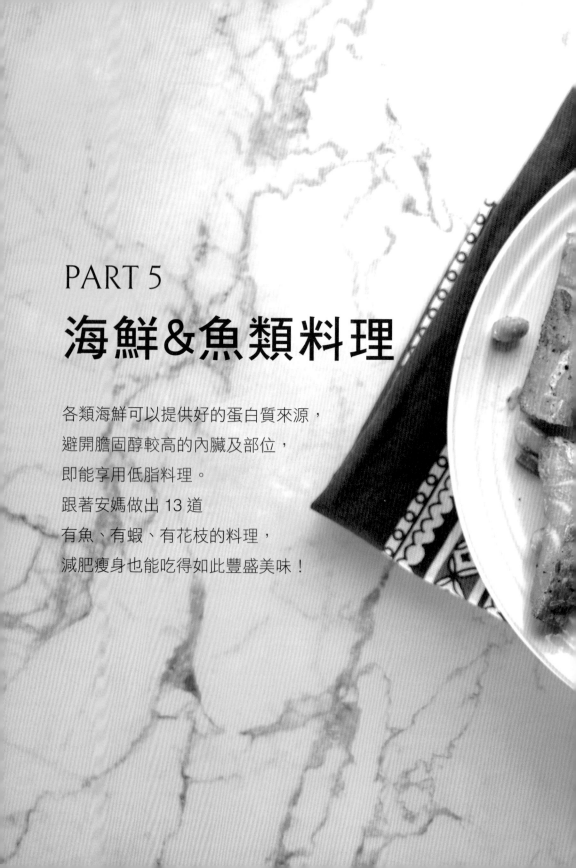

PART 5
海鮮&魚類料理

各類海鮮可以提供好的蛋白質來源，
避開膽固醇較高的內臟及部位，
即能享用低脂料理。
跟著安媽做出 13 道
有魚、有蝦、有花枝的料理，
減肥瘦身也能吃得如此豐盛美味！

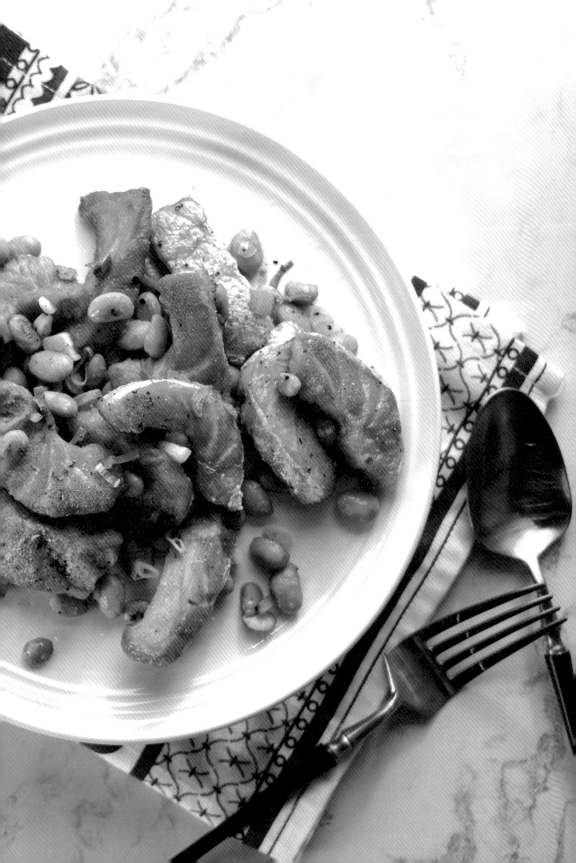

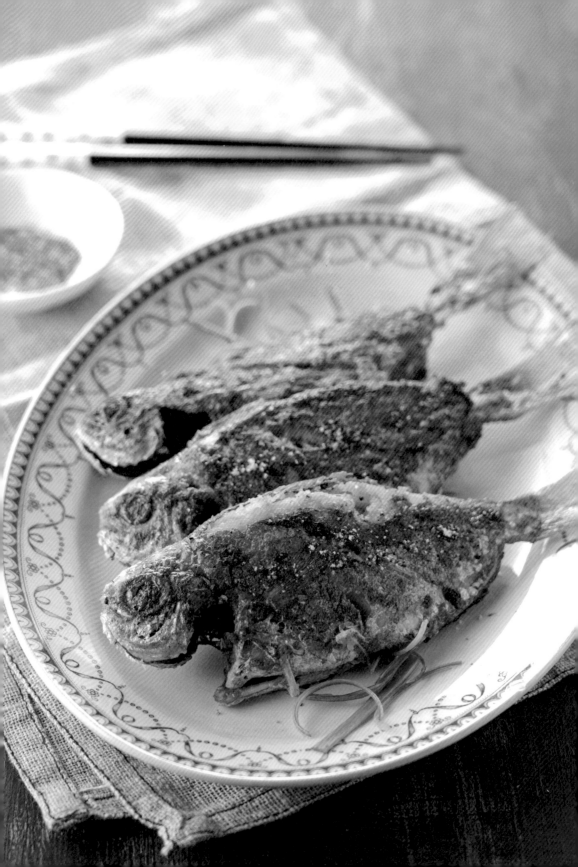

魚類、海鮮類
Fish & Seafood

乾煎肉鯽魚

　　刺鯧俗稱肉魚、肉鯽魚，是良好的低脂高蛋白質的食材，含皮 100 公克也只有 155 卡，去皮則只有 95 卡，蛋白質則約有 18 公克，而且富含了礦物質鎂，有助心臟、神經、肌肉的正常功能。

　　減脂初期，食用魚頭的頻率盡量不要太高，因為魚頭是油脂含量最高的區域，但只要有穩定正常往理想體重邁進，可以適量食用。

材料

刺鯧（含皮） 300g　　　　　玄米油 5ml

調味料

鹽巴 適量

作法

1. 肉鯽魚沖洗乾淨，用紙巾吸乾水分，在魚身劃刀並在兩面抹上鹽巴，靜置 15 分鐘。

   Tips 鹽巴的分量大約是魚重的 1 ～ 2%。

2. 熱鍋後，將油加在紙巾上，均勻擦在鍋底，以中小火煎魚，將一面煎熟後再翻面，轉小火蓋上鍋蓋，將兩面煎熟即可盛盤。

   Tips 煎魚時一定要將魚身水分擦乾，並且一面煎熟再換另一面，才能煎得漂亮。

506 kcal
總熱量

53.4 g
蛋白質

30.7 g
脂肪

0 g
碳水化合物

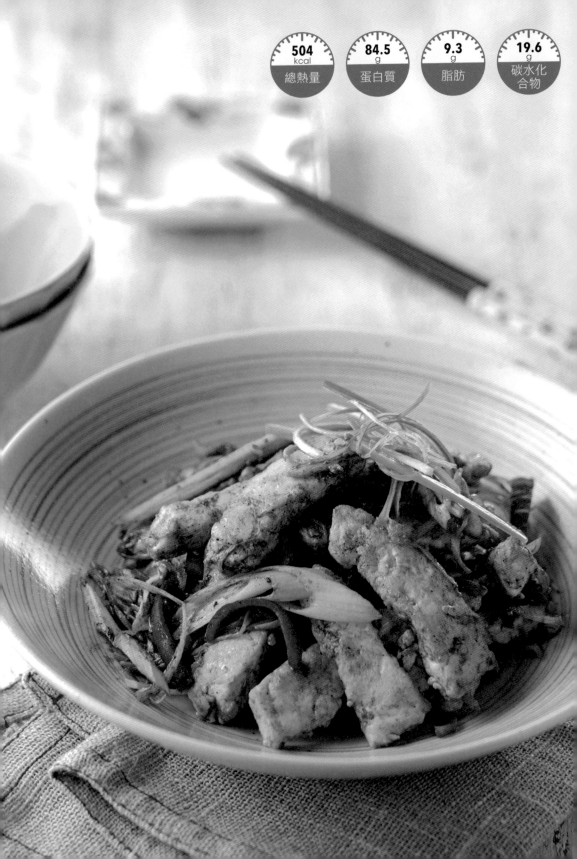

504
kcal
總熱量

84.5
g
蛋白質

9.3
g
脂肪

19.6
g
碳水化
合物

醋燒旗魚

旗魚的蛋白質含量相當高，每 100 公克就有約 26 公克的蛋白質，熱量僅有 111 卡，其熱量比雞胸肉低，但蛋白質含量更高，而且還含有豐富的維生素 B6，能夠幫助胺基酸正常代謝，並富含維生素 B3 菸鹼素，能夠增進皮膚、神經系統、黏膜及消化系統的健康，是補充蛋白質的好食材。

材料

旗魚 300g	蒜苗 50g
蛋白 40g（1 顆）	薑 15g
洋蔥 60g	酪梨油 10ml

調味料

鹽巴 適量	醬油 5ml
白胡椒粉 適量	黑醋或巴薩米克醋 5ml

作法

1 將旗魚切成薄片，與蛋白、鹽、白胡椒抓醃均勻，靜置 15 分鐘。

   Tips 旗魚脂肪含量很低，煮過熟容易有較澀的口感，利用蛋白、鹽巴、胡椒抓醃，可以讓肉質軟化。

2 洋蔥、蒜苗、薑切絲。

3 熱鍋後加入酪梨油，將旗魚煎至半熟，加入洋蔥、薑絲、醬油、黑醋、鹽巴拌炒，起鍋前，加入蒜苗。

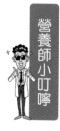

營養師小叮嚀

旗魚屬於大型魚類，要留意重金屬問題，適量補充即可，避免過量。尤其孩童與孕婦應特別注意，孕婦及育齡婦女每週不宜超過 1 ～ 2 份（35 克～ 70 克）；6 歲以下兒童每月不宜超過 1 份（35 克）。

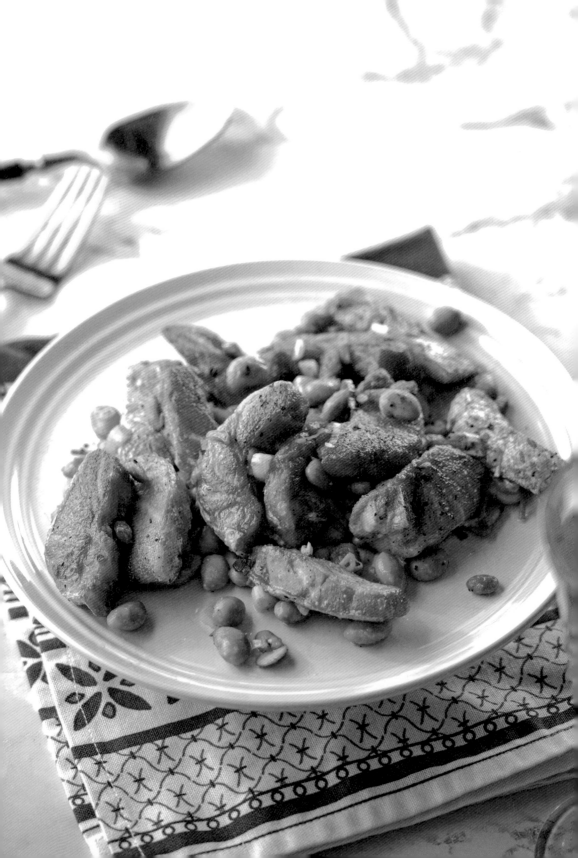

香煎鮭魚

鮭魚各部位的蛋白質含量相差不大，但脂肪含量卻相差很大。鮭魚肚每 100 公克將近 350 大卡，而鮭魚肉約為 221 大卡，所以選擇部位很重要，鮭魚肚就等瘦下來再吃吧！

鮭魚富含維生素 B12，適量攝取能夠增進神經系統的健康。這道鮭魚料理，選擇以小塊的鮭魚肉，搭配上植物性蛋白來源的毛豆，補充蛋白質且熱量也不會超標，讓美味與營養取得平衡。

材料

鮭魚 300g　　　　熟毛豆 100g　　　青蔥 30g

調味料

鹽巴 適量　　　　　　　黑胡椒粉 適量

作法

1 鮭魚切小塊，在魚身雙面抹上少許鹽巴、黑胡椒。
2 熱鍋後無須加油，將鮭魚煎至兩面微熟，加入熟毛豆拌炒，再加入黑胡椒調味。
3 起鍋前，撒上蔥花即可。

645 kcal 總熱量

77.1 g 蛋白質

28.9 g 脂肪

2.7 g 碳水化合物

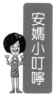
安媽小叮嚀

以前將鮭魚整塊端上桌時，吃完飯後總是會有剩，但改成小塊煎煮後，則是很容易被吃光光。原來切成小塊的鮭魚更方便夾取，可以提升大家想要吃的意願。

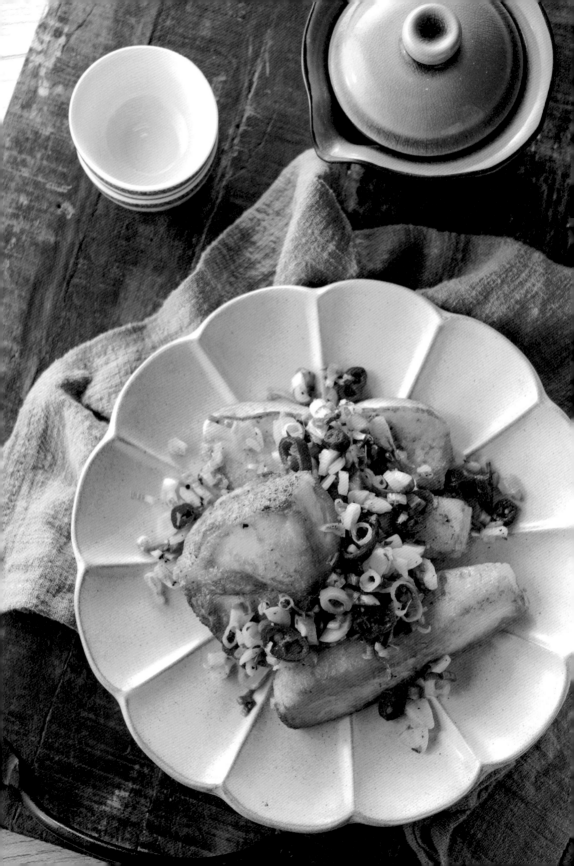

乾煎鱈魚

　　安媽對於食材的要求很高，因為她覺得身體健康無價。用這樣的角度來看，為家人備餐時，使用圓鱈這樣略為昂貴但對身體有益的食材，是對健康的一種投資。

　　鱈魚是優質的蛋白質來源，每 100 公克含有約 14 克蛋白質，熱量約為 166 卡，還可以補充 Omega3 脂肪酸，對於抗發炎也有很好的幫助。

材料

鱈魚 300g	香菜 20g
蒜頭 20g	辣椒 5g（個人喜好添加）
青蔥 20g	葵花油 10ml

調味料

鹽巴 適量

作法

1 將鱈魚切成大約 6×10 公分的大小，蒜頭、青蔥、香菜、辣椒切成末。

2 熱鍋後加入油，將鱈魚煎至雙面微焦，撒上鹽巴調味，即可盛盤。

3 將蒜頭、青蔥、香菜、辣椒鋪在鱈魚上。

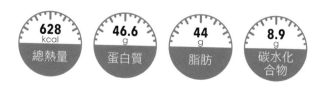

628 kcal 總熱量	46.6 g 蛋白質	44 g 脂肪	8.9 g 碳水化合物

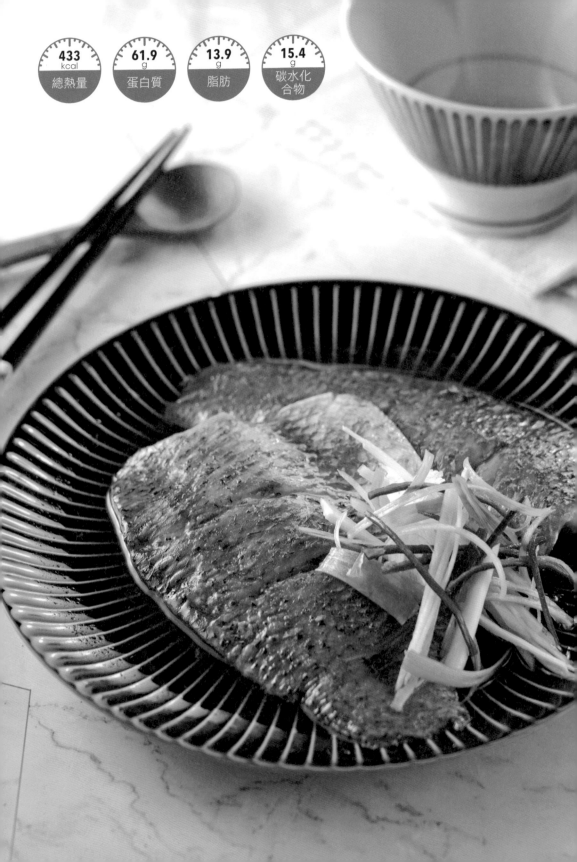

433
kcal
總熱量

61.9
g
蛋白質

13.9
g
脂肪

15.4
g
碳水化
合物

清蒸鱸魚

鱸魚富含蛋白質，且脂肪含量很低，每 100 公克有約 20 公克的蛋白質，熱量僅只有 98 大卡，算是低脂高蛋白的食材，同時也富含維生素 A、維生素 B12 等營養成分。使用清蒸的烹調方式，就是一道可補充蛋白質、熱量又低的美味料理。

以前去探病的時候，長輩總是會準備鱸魚湯給病人補補身體，主要原因就是鱸魚富含多種營養成分，對於術後恢復相當有幫助，所以又稱為「開刀魚」。

材料

海鱸魚 300g	薑 20g
辣椒 10g	葵花油 10ml
青蔥 20g	

調味料

鹽巴 適量	醬油膏 30ml
米酒 適量	白胡椒粉 適量

作法

1 青蔥、辣椒、薑切成絲，泡在冰水中備用。

2 鱸魚片用薑片、鹽巴、白胡椒粉、米酒、醬油膏、葵花油快速醃漬 5 分鐘。

   Tips 醃鱸魚時，可以稍微在魚表面劃刀，幫助入味。

3 將鱸魚放入蒸鍋中，蒸約 7 分鐘。

4 鱸魚蒸熟後，放上步驟 **1** 的材料即可。

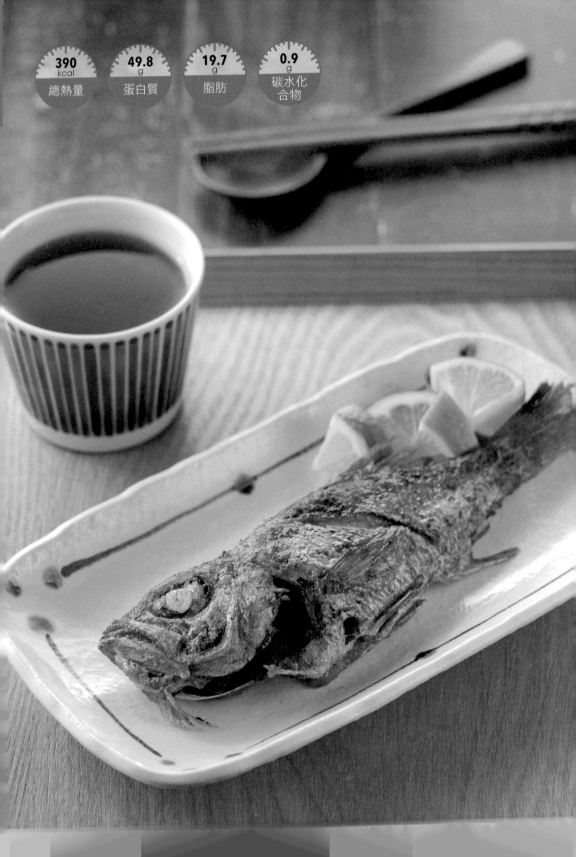

390 kcal	**49.8** g	**19.7** g	**0.9** g
總熱量	蛋白質	脂肪	碳水化 合物

乾煎紅喉

　　紅喉,又叫做赤鮭、紅臭魚、紅鱸,是高級魚食材。每100 公克含有 14.8 公克的蛋白質,熱量僅有 105 卡,包含了礦物質鐵 5.4 毫克(每日建議攝取量:成年男性 10 毫克、成年女性 15 毫克),是構成血紅素與肌紅素的重要成分,另外也富含維生素 B12,對於貧血者來說是很好的食材。

　　這道料理也很常出現在日式料理店,通常為時價,價位較高,但肉質鮮美細緻,享用美味同時又可以補充營養,不妨偶爾犒賞一下辛苦的自己吧!

材料

紅喉 300g

葡萄籽油 15ml

調味料

鹽巴 適量

作法

1 將紅喉洗淨後,以紙巾擦乾,在兩面的魚背上斜劃一刀,抹上少許鹽巴,靜置 30 分鐘。

2 熱鍋後加入油,將紅喉煎至雙面呈現微微的金黃色澤。

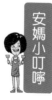

安媽小叮嚀

食材只要新鮮就會好吃,要對自己好一點就選擇現流的魚,品質絕對不會讓你失望的。除了紅燒方式,乾煎也是個好選擇。

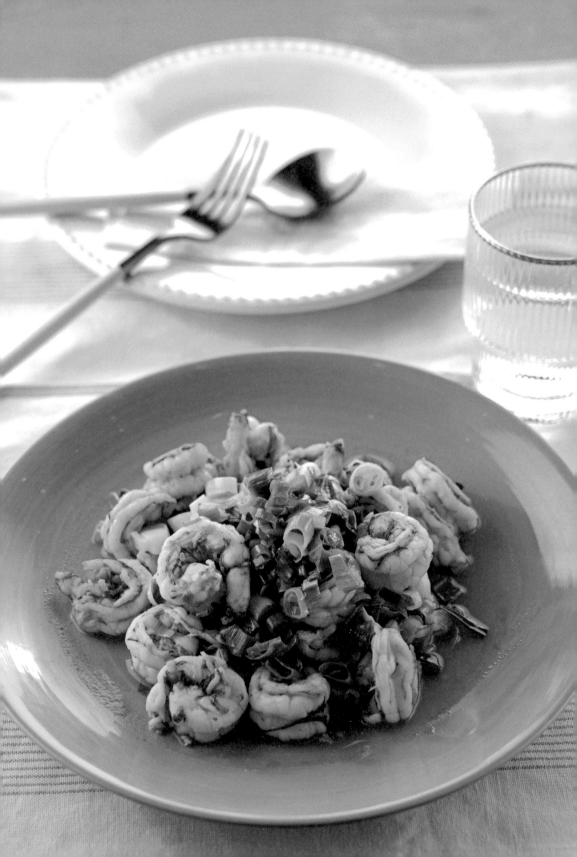

清炒蝦仁

這是一道我很喜歡的料理，作法簡單又美味。安媽總是將食材常備在冰箱裡，想吃時可快速退冰烹煮，立即補充蛋白質。

蝦仁每 100 公克可以提供約 10 公克的蛋白質，熱量僅有 55 大卡左右，在減脂期間是不可或缺的好幫手，高蛋白質、低 GI 值（升糖指數）的特性，在補充蛋白質之餘又不用擔心碳水化合物過量。另外，膽固醇的問題也不用過於擔心，適量攝取都是沒有問題的。

材料

蝦仁 400g

青蔥 30g

初榨橄欖油 10ml

調味料

鹽巴 適量

作法

1 將蝦子開背、去殼、去除腸泥。青蔥切末。

2 熱鍋後加入油，放入青蔥煸炒，再加入蝦仁拌炒至熟，撒上鹽巴調味後，即可起鍋。

Tips 炒蝦仁前也可以先用鹽水泡過，可增加脆度。

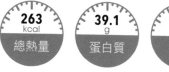

263 kcal 總熱量	**39.1** g 蛋白質	**10.3** g 脂肪	**4.8** g 碳水化合物

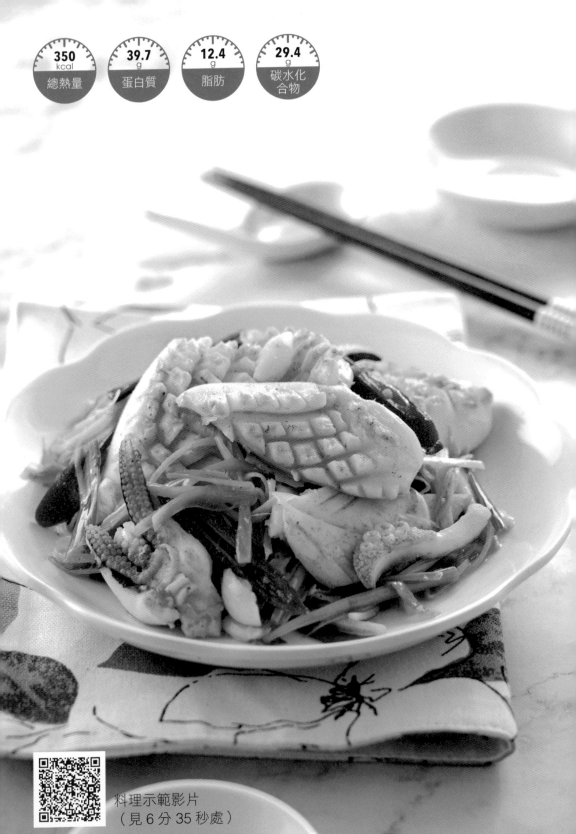

料理示範影片
（見 6 分 35 秒處）

薑絲炒花枝

想要以白肉取代紅肉，各種軟足類是很好的選擇。花枝有高蛋白、低熱量的特性，每 100 公克可以提供 12.2 克的蛋白質，熱量僅有 57 大卡，是健身減脂族可多食用的好食材。去除內臟部分後，膽固醇也不算太高，同時飽和脂肪酸也相當低，對於心血管的傷害較小。

材料

花枝 300g	蒜頭 20g
薑 80g	青蔥 30g
辣椒 20g	

調味料

鹽巴 3g	米酒 10ml	葵花油 10ml

作法

1 花枝切大塊；辣椒、薑切絲；青蔥切段；蒜頭切片備用。

2 熱鍋後加入油，放入薑絲、蒜片、辣椒爆香後，再加入花枝拌炒一下。

> **Tips** 炒花枝之前，可以先用熱水快速汆燙 3 ～ 5 秒，減少炒花枝的時間，避免過熟。

3 加入米酒、鹽巴調味，起鍋前放入蔥段拌炒一下即可。

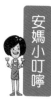

安媽小叮嚀

花枝的選擇重點就是新鮮，如果能選擇現流當然最好，或是極速冷凍也是不錯的選擇，只要新鮮，簡單調味就很好吃。

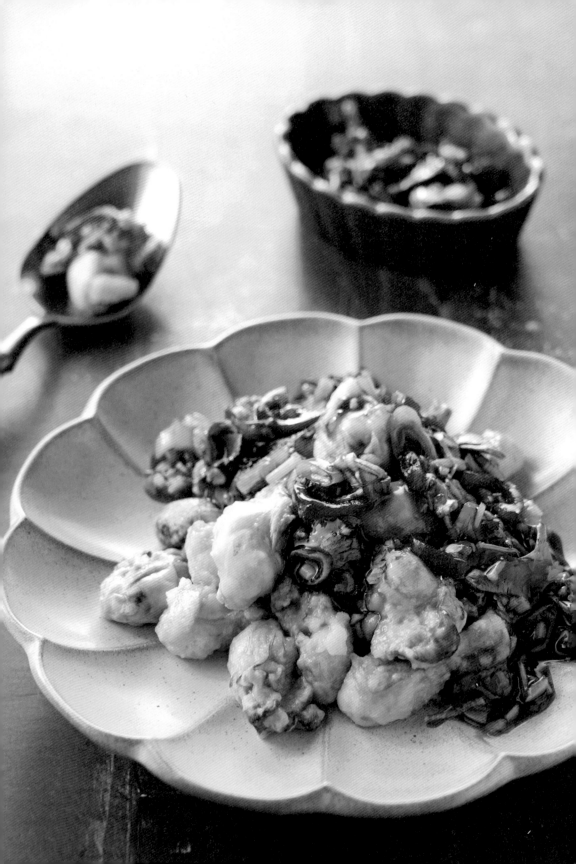

魚類、海鮮類
Fish & Seafood

蒜蓉鮮蚵

在忙碌的生活中，沒有太多時間做菜？不妨試試這道營養又美味的快速料理。

蚵仔是提供蛋白質的好食材，每 100 公克可提供 9.4 公克的蛋白質，熱量 54 大卡，膽固醇僅有 55 毫克，另外也包含了礦物質鉀、鈣、鎂、鐵、鋅，尤其是鋅的含量特別高，可以提供約 10.6 毫克（每日建議攝取量：成年男性 15 毫克、成年女性 12 毫克），除了是胰島素及多種酵素的成分，還可以幫助於維持能量、醣類、蛋白質與核酸的正常代謝，以及重要的生殖機能，好處多多。

材料

蚵仔 400g　　　蒜頭 20g　　　香菜 40g

調味料

醬油膏 15ml　　香油 10ml　　黑醋 15ml

作法

1 將蒜頭、香菜切末，加入醬油膏、香油、黑醋攪拌均勻。

2 煮一鍋水，水滾後放入洗淨的蚵仔，然後關火，燜 3 分鐘左右即可撈起。

　Tips 蚵仔的熟度決定這道料理的美味度，用燜的方式可以避免過熟。

3 將蚵仔盛盤，淋上步驟 1 的醬汁即可。

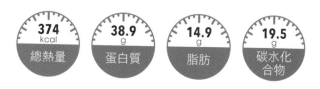

374 kcal	38.9 g	14.9 g	19.5 g
總熱量	蛋白質	脂肪	碳水化合物

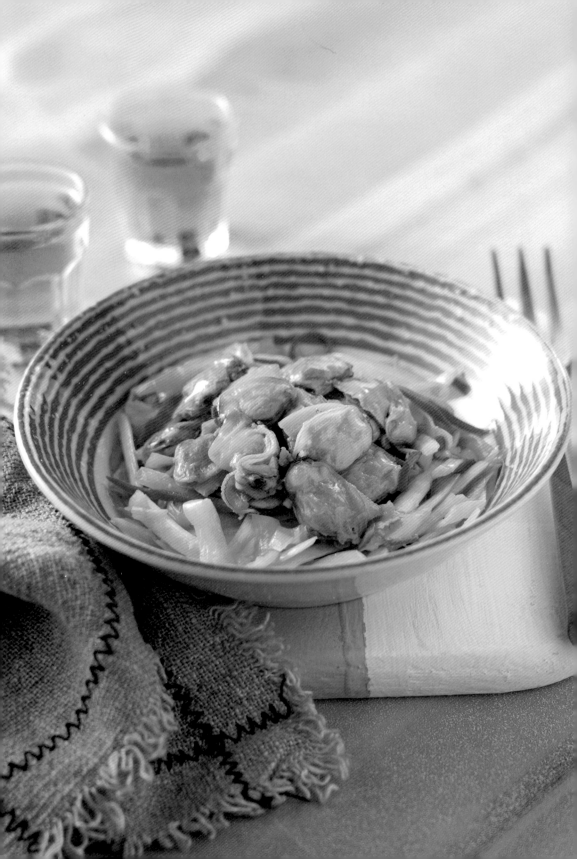

韭黃炒文蛤肉

　　文蛤是低脂肪、高蛋白質的食材，每 100 公克僅有 37 大卡，可以提供 7.6 公克的蛋白質，膽固醇只有 39 毫克，也包含了豐富的維生素 B12，以及礦物質鐵、鎂、鈣，尤其鈣質有高達 106 毫克，除了可以維持骨骼、牙齒的健康，對於肌肉與心臟的正常收縮也很重要。

材料

文蛤肉 400g	辣椒 10g（依個人喜好添加）
韭黃 200g	青蔥 20g
紅蘿蔔 20g	葡萄籽油 15ml
薑 20g	

調味料

鹽巴 適量	醬油膏 10ml

作法

1 韭黃切小段，紅蘿蔔、薑、辣椒、青蔥切絲。

2 文蛤快速汆燙，燙至半熟撈起，取出肉備用。

3 熱鍋後加入油，加入韭黃、紅蘿蔔、薑絲、青蔥拌炒熟後，加入鹽巴調味，盛盤備用。

4 熱鍋後加入油，放入文蛤肉炒熟，加入醬油膏調味，起鍋鋪在韭黃上即可。

Tips 韭黃跟文蛤分開炒，較容易控制個別的熟度。

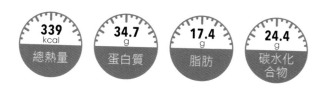

| 339 kcal 總熱量 | 34.7 g 蛋白質 | 17.4 g 脂肪 | 24.4 g 碳水化合物 |

460 kcal	45.7 g	11.5 g	46 g
總熱量	蛋白質	脂肪	碳水化合物

料理示範影片
（見 6 分 30 秒處）

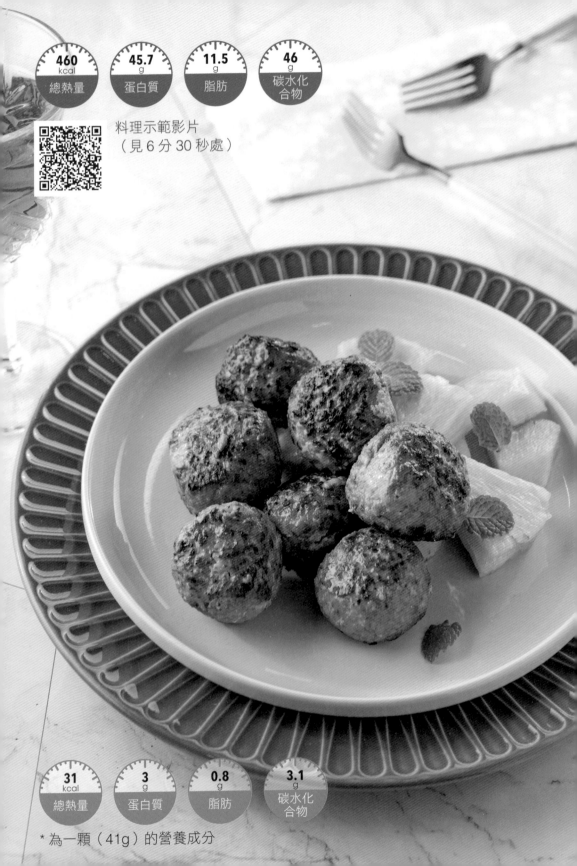

31 kcal	3 g	0.8 g	3.1 g
總熱量	蛋白質	脂肪	碳水化合物

＊為一顆（41g）的營養成分

鳳梨蝦球

　　鳳梨和蝦仁都是很好的食材，只是大部分的鳳梨蝦球會裹粉油炸，還會加上高油脂的醬料。只要調整做法並控制鳳梨乾分量（乾燥後糖分含量較高），就能吃得更健康安心。

　　我們家的鳳梨蝦球，不同於一般大家平常吃到的版本，沒有裹上太白粉，也沒有使用美乃滋，做工雖然繁複了點，但健康、美味也更多一點。

材料

蝦仁 400g	香菜 10g
新鮮鳳梨 100g	薑 3g
鳳梨乾 30g	荸薺粉 3g
蛋白 40g（1 顆）	玄米油 10ml

調味料

鹽巴 適量	米酒 3c.c

作法

1 製作鳳梨乾。將新鮮鳳梨切成小塊，放入鍋中，以大火將水分逼出，再轉中小火熬煮，並加入些許鹽巴調味。再放入烤箱，以 150 度烘烤約 10 ～ 15 分鐘，烤乾即可。
   Tips 可一次製作好大量的鳳梨乾，放在冰箱冷藏備用。

2 製作鳳梨蝦球。將蝦仁分成兩部分，一部分切碎，一部分切塊增加口感，加入 30 克鳳梨乾、蛋白、香菜，再加入薑末、米酒、鹽巴，以及少許荸薺粉拌勻，揉成圓球狀。
   Tips 也可以將蝦漿做成蝦餅等形式，放於冷凍備用，可隨時拿出來料理。

3 熱鍋後加入油，放入蝦球，以中小火煎熟，即可起鍋。

4 食用時，可以再切小塊新鮮鳳梨搭配，風味更佳。

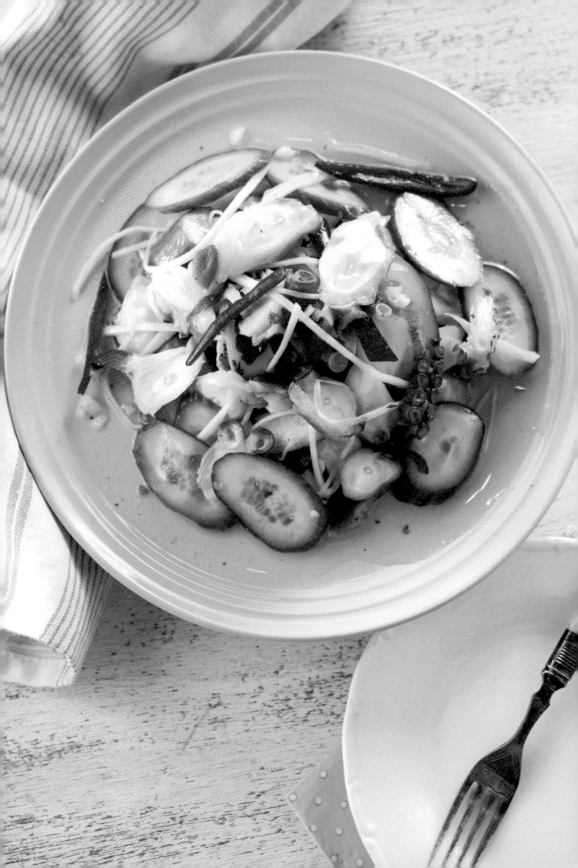

涼拌章魚

章魚是富含蛋白質的海鮮，每 100 公克含有 13 公克的蛋白質，而且只有 61 大卡，還包含了豐富的維生素 B12，是減脂期可以好好利用的食材。簡單的涼拌與調味，即能享受營養美味。

材料

章魚 400g	薑 20g
小黃瓜 100g	辣椒 10g
蒜頭 20g	

調味料

萬用醋 40ml	香油 10ml

作法

1 煮一鍋熱水，將整隻章魚下鍋，並加入少許鹽巴煮熟。

> **Tips** 章魚千萬不要切開後才汆燙，避免縮太小並且過硬。

2 將小黃瓜切片，蒜頭切末，辣椒、薑切絲。

3 將全部食材拌勻，再加入萬用醋、香油調味即可。

463 kcal 總熱量

54.6 g 蛋白質

12.8 g 脂肪

35.7 g 碳水化合物

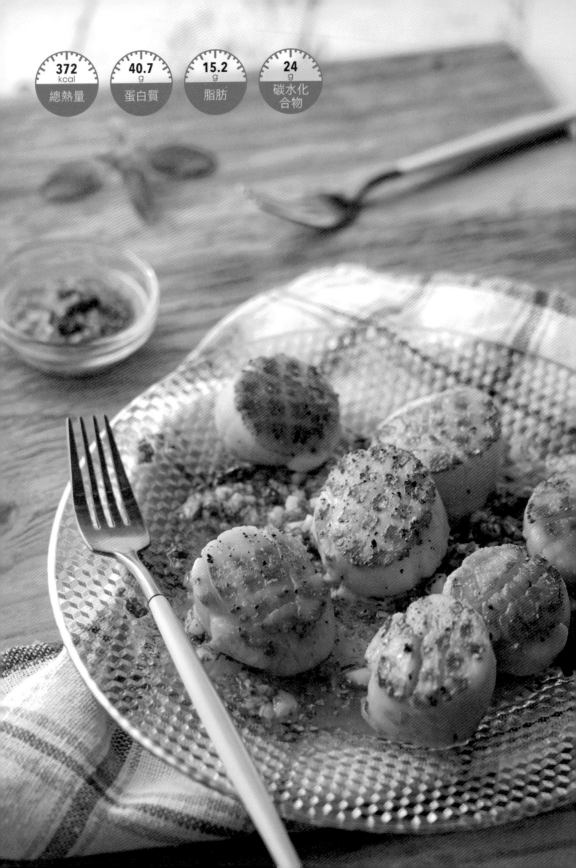

372
kcal
總熱量

40.7
g
蛋白質

15.2
g
脂肪

24
g
碳水化
合物

泰式干貝

干貝是低脂肪而且富含蛋白質的食材，每 100 公克可以提供約 13 公克的蛋白質，熱量卻只有 57 大卡。在日本料理店或是鐵板燒餐廳，常有機會可以品嘗到北海道生食等級的干貝，這樣高級的料理，可說是相當健康美味又營養。

材料

干貝 300g

芥花油 15ml

泰式醬汁

蒜頭 15g

檸檬汁 30ml

香菜 40g

魚露 3ml

辣椒 5g

砂糖 10g

調味料

鹽巴 適量

黑胡椒 適量

作法

1 調製泰式醬汁。將蒜頭、香菜、辣椒切末，加入檸檬汁、魚露、砂糖拌勻即完成。

2 將干貝退冰，並將表面水分擦乾。

3 熱鍋後加入油，將干貝放入鍋中用中火煎至呈現微微金黃色，再翻面煎至八分熟，即可起鍋。

   Tips 選擇生食等級的干貝，煎的時候不要煎太熟，七、八分熟就很好吃了。

4 盛盤並淋上泰式醬汁即完成。

   Tips 干貝直接乾煎就相當美味，或是用水燙過即可上桌，快速簡單。

PART 6

肉類料理

吃膩了水煮雞胸肉？不喜歡雞胸肉乾柴的口感怎麼辦？

除了雞胸肉還可以選擇哪些低脂肉類？

各式肉類皆富含蛋白質，但脂肪含量差異大，

需要謹慎挑選，避免熱量超標。

跟著安媽以雞肉、豬肉、牛肉料理，

做出 20 道低脂高蛋白料理。

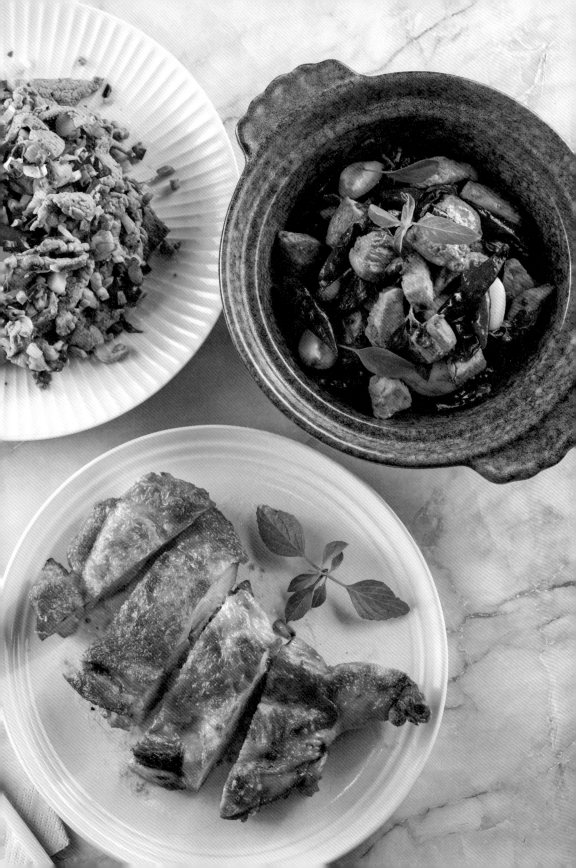

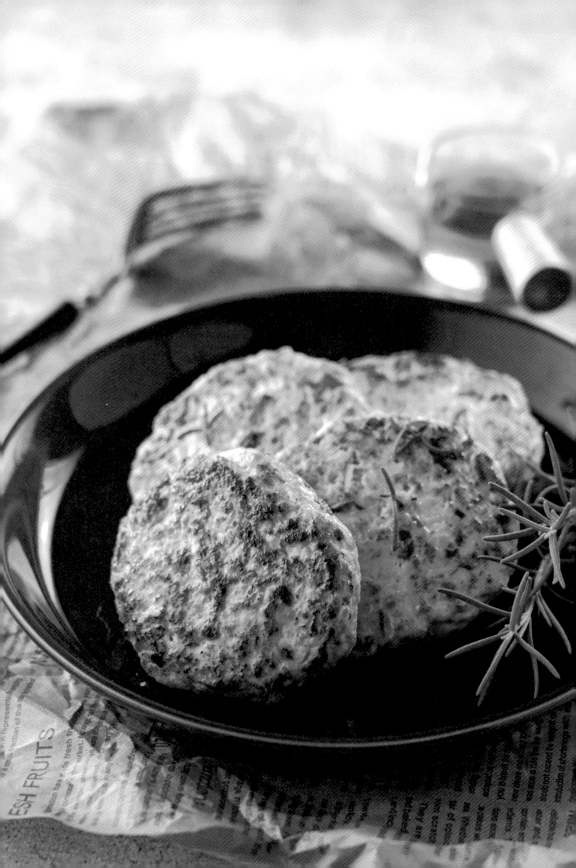

雞肉類
Chicken

雞肉餅

　　雞胸肉是低脂高蛋白的食材，每 100 公克可提供 23 公克左右的蛋白質，熱量僅有 117 卡，是許多減脂、健身族的必備食材。其中支鏈胺基酸（BCAA）豐富，對於合成肌肉是非常重要的營養素。

　　雞胸肉因為脂肪低，如果沒有料理好就會有非常乾柴的口感，不過這道雞肉餅經過安媽巧妙的設計，將雞胸肉與雞腿以 4：1 的比例搭配，兼顧口感與營養，熱量不超標。另外還加入了蝦仁，提升蛋白質含量並兼顧風味；加入了高麗菜、洋蔥、紅蘿蔔，增加纖維的攝取量。

材料（約可做 15 片／一片 100g）

雞胸肉（去皮） 600g	蒜頭 10g
雞腿肉 150g	洋蔥 60g
蝦仁 200g	高麗菜 250g
青蔥 30g	薑 5g
蒜苗 30g	雞蛋 110g（2 顆）
紅蘿蔔 20g	初榨橄欖油 10ml

調味料

鹽巴 適量	香油 5ml
白胡椒粉 適量	

料理示範影片
（見 1 分 58 秒處）

97 kcal
總熱量

13.6 g
蛋白質

3.6 g
脂肪

2.5 g
碳水化合物

＊單片 100g（不含煎煮的油）

作法

1 雞胸肉去皮，和雞腿肉一同放入調理機攪拌成泥狀。

2 蝦仁去除腸泥，稍微剁小塊，保留口感。

3 將青蔥、蒜苗切小段，紅蘿蔔、洋蔥切成小丁，高麗菜切成絲，薑磨碎，蒜頭切末。

4 將步驟 **1 ～ 3** 混合，加入所有調味料，攪拌均勻，再捏成圓餅狀。

5 熱鍋後加入油，將雞肉雙面煎熟即可。

Tips 雞肉餅很適合做為常備料理，放於冰箱冷凍備用，想吃時拿出來煎一下，隨時補充蛋白質。

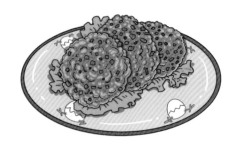

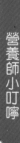

骨腿的脂肪含量多、熱量也最高，脂肪主要分布在皮，如果想要減少熱量，可以將皮去除再食用。

營養師小叮嚀

每 100g	熱量	蛋白質	脂肪	醣類
雞胸肉	117kcal	23.3g	1.9g	0.6g
雞腿（骨腿）	172kcal	18g	10.5g	0g
雞腿（清腿）	157kcal	18.5g	8.7g	0g
雞腿（棒棒腿）	150kcal	18.9g	7.7g	0g

雞肉豆腐煲

我常跟安媽說，除了動物性蛋白，也記得要補充植物性蛋白，於是安媽就設計出這一道雞肉豆腐煲，簡單又快速，可以一次吃到兩種蛋白質。

嫩豆腐和板豆腐都是優質的植物性蛋白來源，製成的方式也很類似，差別在於含水量以及凝固劑，嫩豆腐含水量較高，蛋白質與鈣質含量較低，但是熱量也較低，每 100 公克僅有 51 大卡，而且口感比較滑嫩，是減脂期間增加飽足感的好食材。

材料

雞肉餅 200g（請見 p.173）	蒜頭 15g
嫩豆腐 400g	辣椒 3 g
洋蔥 50g	蒜苗 20g
紅蘿蔔 20g	玄米油 10ml
青蔥 20g	

調味料

鹽巴 適量

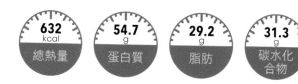

| 632 kcal 總熱量 | 54.7 g 蛋白質 | 29.2 g 脂肪 | 31.3 g 碳水化合物 |

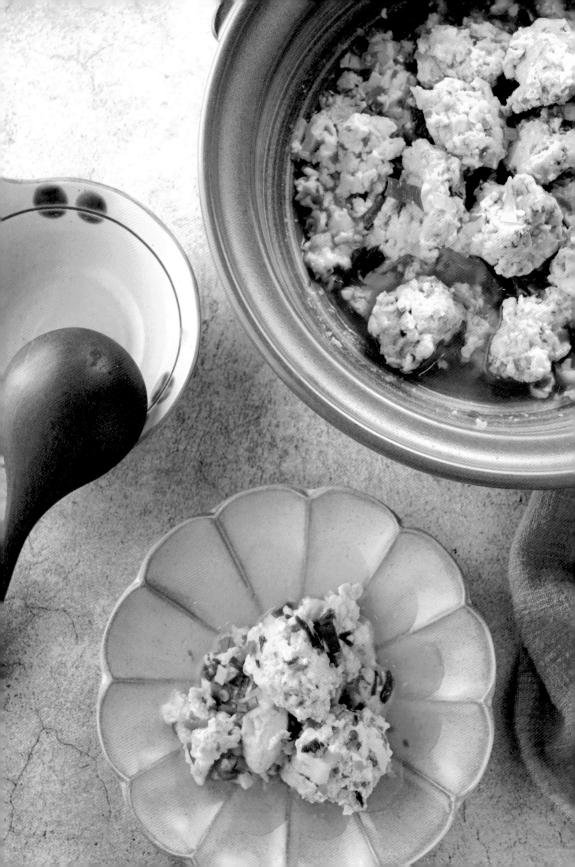

作法

1 洋蔥、紅蘿蔔切碎丁，豆腐切小塊，蒜頭切末，青蔥、辣椒、蒜苗切小段。

2 熱鍋後加入油，加入蒜末、洋蔥、紅蘿蔔炒香。

3 接著放入豆腐，煎至豆腐出水後加鹽調味。

4 將雞肉餅捏成小球狀，放入鍋中以小火慢煮。

5 起鍋前加入蔥花、蒜苗、辣椒即可。

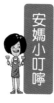

安媽小叮嚀

利用 p.173 的雞肉餅，就可以延伸出許多變化料理，除了搭配番茄、豆腐，也可以換成白菜、娃娃菜等食材，變化出多種美味。

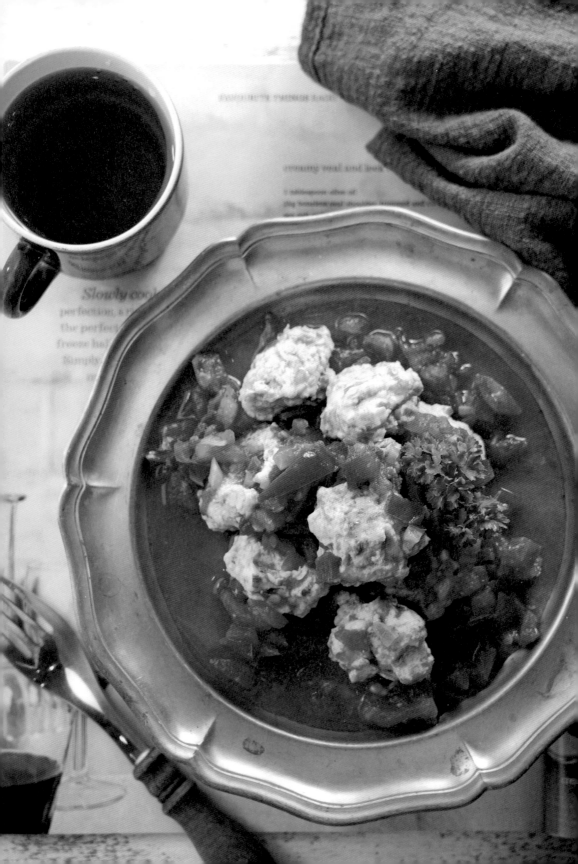

雞肉類
Chicken

番茄雞肉丸

　　雞肉丸是利用 p.173 的雞肉餅變化而來的，不添加澱粉，所以做出來的形狀不太規則，但是可以減少碳水化合物的攝取。再搭配上番茄，增加茄紅素的攝取，成為一道營養又美味的料理。

　　這道料理運用常備雞肉餅製作，簡單又快速，讓忙碌時也能享受低脂又健康的美味。

材料

雞肉餅 400g（請見 p.173）	香菜 20g
番茄 400g	初榨橄欖油 10ml
洋蔥 70g	

調味料

鹽巴 適量

作法

1 洋蔥、番茄切碎。

2 將 p.173 的雞肉餅捏成團狀。

3 熱鍋後加入油，放入洋蔥炒軟，再加入番茄，炒至糊化。
  Tips 也可以直接將番茄、洋蔥以小火慢煮的方式，更加快速。

4 接著加入鹽巴、放入雞肉丸，煮熟即可。

5 起鍋前撒上香菜即完成。

料理示範影片
（見 2 分 30 秒處）

587 kcal
總熱量

60 g
蛋白質

24.1 g
脂肪

36.2 g
碳水化合物

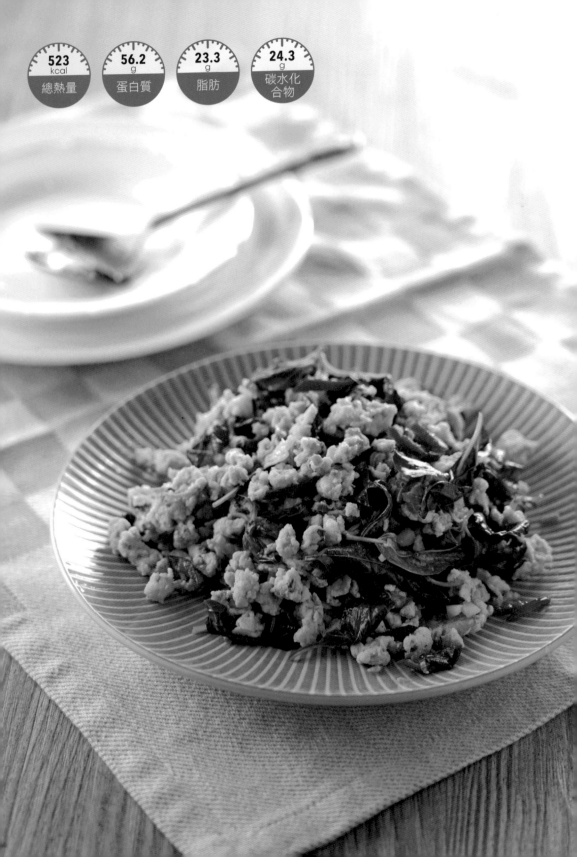

523 kcal	56.2 g	23.3 g	24.3 g
總熱量	蛋白質	脂肪	碳水化合物

雞肉類
Chicken

九層塔雞丁

這是從 p.173 的雞肉餅延伸變化的第三道料理，一道雞肉餅就能做出那麼多花樣，真的是太划算了！難怪安媽會大力推薦將雞肉餅做為冰箱常備食材。

雞胸肉搭配上九層塔以及洋蔥，增加植化素的攝取。煎煮這道料理時，要控制好油量，享受美味之餘，也能避免熱量超標。

材料

雞肉餅 400g（請見 p.173）	辣椒 5g
洋蔥 50g	九層塔 20g
蒜頭 20g	葵花油 10ml

調味料

鹽巴 適量	白胡椒粉 適量
味醂 5ml	

作法

1 將 p.173 的雞肉餅取出退冰。

2 洋蔥、蒜頭、辣椒切末。

3 熱鍋後加入油，加入蒜頭、辣椒、洋蔥爆香。

4 加入雞肉餅炒熟，再加入全部調味料。

   Tips 原本的雞肉餅已經進行調味，所以這裡只要加少許調味料即可。

5 起鍋前，加入九層塔即可。

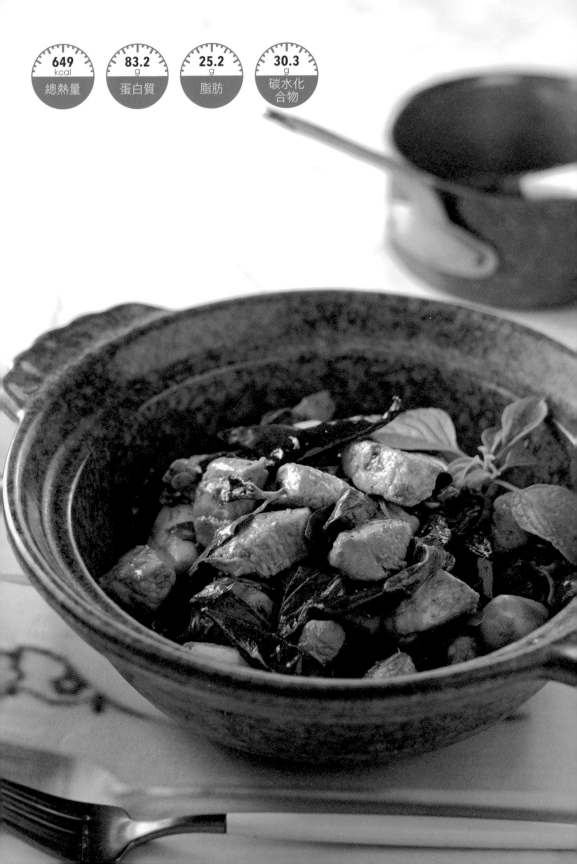

649 kcal	83.2 g	25.2 g	30.3 g
總熱量	蛋白質	脂肪	碳水化合物

宮保雞丁

　　市面上的宮保雞丁料理，隨著作法不同、使用的雞肉部位不同，熱量差距甚大。如果使用油脂含量較高的雞腿肉，以大量的油脂爆炒，最後再勾芡、撒上花生當作配料，光是想像就覺得美味極了，但是其熱量高到讓人無法想像。

　　所以安媽改良了作法，以低脂的雞胸肉加上蛋白抓醃，並控制油量、避免勾芡，製作出這一道能補充蛋白質又能安心食用的宮保雞丁。

材料

雞胸肉（去皮） 300g	乾辣椒 30g
蛋白 40g（1顆）	蒜頭 20g
青蔥 30g	芥花油 10ml

調味料

黑胡椒粉 適量	辣油 5ml
鹽巴 適量	白醋 20ml
醬油膏 10ml	

作法

1 雞胸肉去皮切小塊，加入黑胡椒、蛋白、鹽巴抓醃均勻，靜置3小時。

　Tips 雞胸肉抓醃後靜置一晚，可使雞肉更軟嫩。

2 青蔥、乾辣椒切段。

3 熱鍋後加入油，以小火將蒜頭、乾辣椒煸香，盛起備用。

　Tips 乾辣椒泡水軟化後擦乾，以小火煸炒，可讓香氣更足夠。

4 放入雞胸肉，拌炒至八分熟，加入蒜頭、乾辣椒，加入醬油膏、辣油拌炒。

5 起鍋前，加入蔥段與少許白醋即可盛盤。

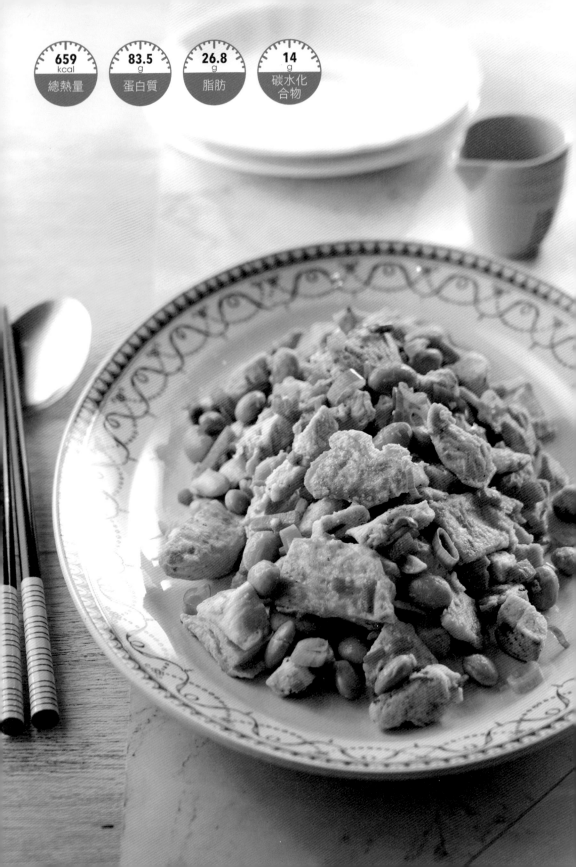

豆皮雞胸肉

每當我跟安媽說什麼食材對於減脂很有幫助，她就會開始發想出許多變化菜單，讓減肥料理也能色香味俱全，而且吃不膩。

雞胸肉、豆皮、毛豆都是提供蛋白質很好的來源，所以這道料理就結合了這三大好食材，一次攝取到動物性與植物性蛋白，美味又方便。

材料

雞胸肉 200g	青蔥 30g
豆皮 80g	紅蘿蔔 30g
熟毛豆 50g	葵花油 10ml
雞蛋 55g（1 顆）	

調味料

鹽巴 適量	白胡椒粉 適量
鹽麴 20ml	味醂 5ml

作法

1 雞胸肉用鹽麴抓醃，靜置約 1～2 小時。

2 豆皮切大塊，紅蘿蔔切小塊，青蔥切成蔥花。

3 將豆皮沾上加鹽調味過的蛋液。

4 熱鍋後加入油，以小火慢煎的方式將豆皮煎至微焦，盛起備用。

   Tips 因為要控制油量，必需以小火慢煎，耐心用時間換取美味。

5 熱鍋後加入油，放入雞胸肉、紅蘿蔔拌炒至熟。

6 加入毛豆、豆皮拌炒，加入白胡椒粉、味醂調味，起鍋前撒上蔥花。

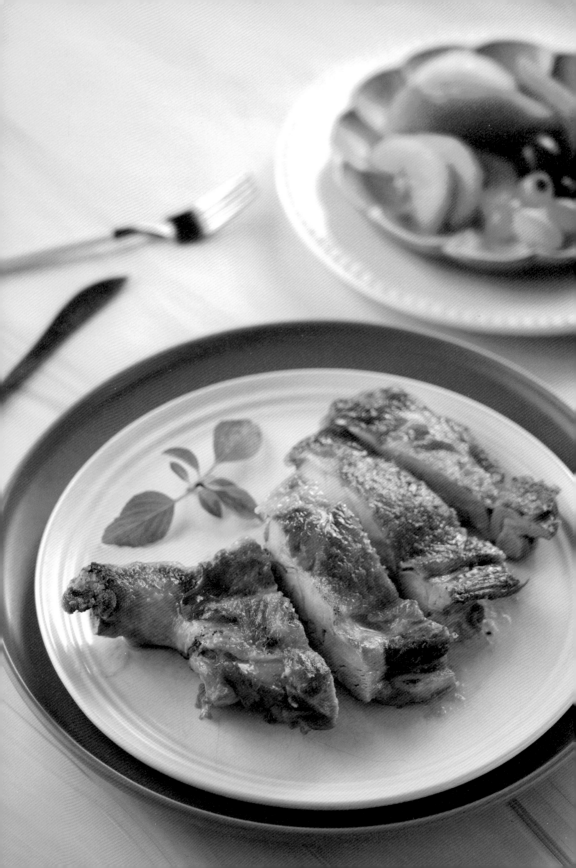

香煎雞腿

吃膩雞胸肉了嗎？那就來點雞腿吧，雖然雞腿的油脂含量比雞胸高，不過它仍是好的蛋白質來源，我會建議可以吃四次雞胸肉後，吃一次雞腿，以這樣的食用頻率來控制食用分量。或是會吃到雞皮的那天，就不吃堅果，降低油脂攝取量。

任何一種食材只要分量控制得宜，在減脂期間都是可以食用的，我們要的是能夠長期維持的飲食習慣，而不是餐餐壓抑自己只吃水煮的食物。

材料

雞腿（含皮） 300g

調味料

鹽巴 適量　　　　　　　　黑胡椒粉 適量

作法

1 在雞腿表面劃上直刀、橫刀。

2 熱鍋後不用加油，直接將雞腿有皮的那面朝下放入鍋中，蓋上鍋蓋，以中火慢煎至雞皮微焦再翻面。
Tips 蓋上鍋蓋會比較快熟。

3 煎熟後，撒上鹽巴、黑胡椒粉即可起鍋。

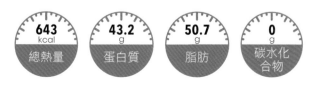

| 643 kcal 總熱量 | 43.2 g 蛋白質 | 50.7 g 脂肪 | 0 g 碳水化合物 |

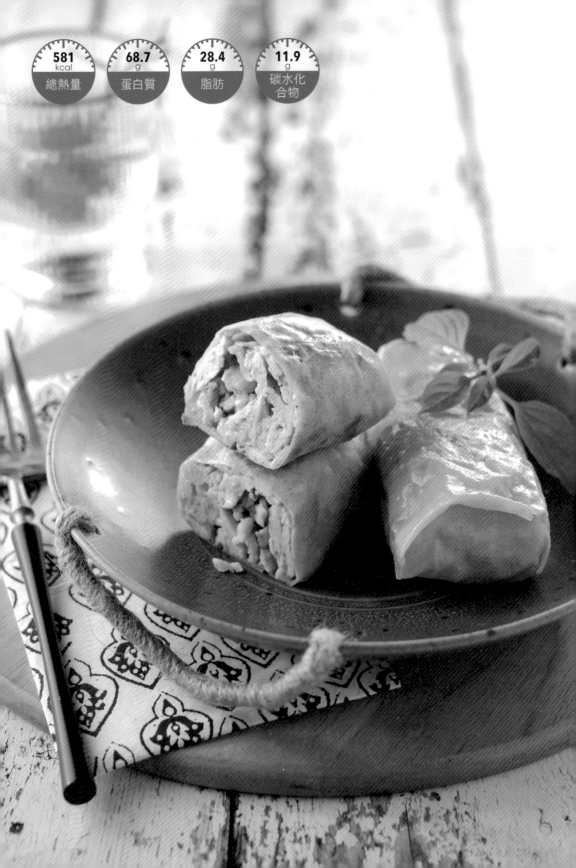

雞肉類
Chicken

雞胸肉蛋捲

只要稍微運用一些巧思，就能變化出吃不膩的雞胸肉料理。安媽喜歡吃潤餅，用這樣的概念發想出這道包料料理，將蛋皮與雞胸肉結合，帶來更豐富的變化與口感，有這樣愛料理的媽媽真的很幸福。

材料

雞胸肉（去皮） 200g	香菜 20g
紅蘿蔔 20g	牛奶 10ml
雞蛋 55g（1 顆）	鹽巴 適量

蛋皮材料

雞蛋 110g（2 顆）	牛奶 10ml
玉米粉 5g	初榨橄欖油 10ml

作法

1 製作蛋皮。在牛奶中加入玉米粉，攪拌均勻後再加入雞蛋拌勻。

　Tips 蛋皮需要加入少許澱粉才能成型，但要控制分量。

2 在不沾鍋中加入少許油，倒入步驟 **1** 的蛋液，以小火煎成薄蛋皮備用。

3 雞胸肉去皮切成末，紅蘿蔔切末，加入鹽、牛奶、雞蛋、香菜，攪拌均勻。

4 熱鍋後加入油，將步驟 **3** 的食材放入，煎至半熟盛起。

5 將步驟 **2** 的蛋皮鋪平，放上半熟雞胸肉，再輕輕包覆起來，放入鍋中乾煎至熟即可。

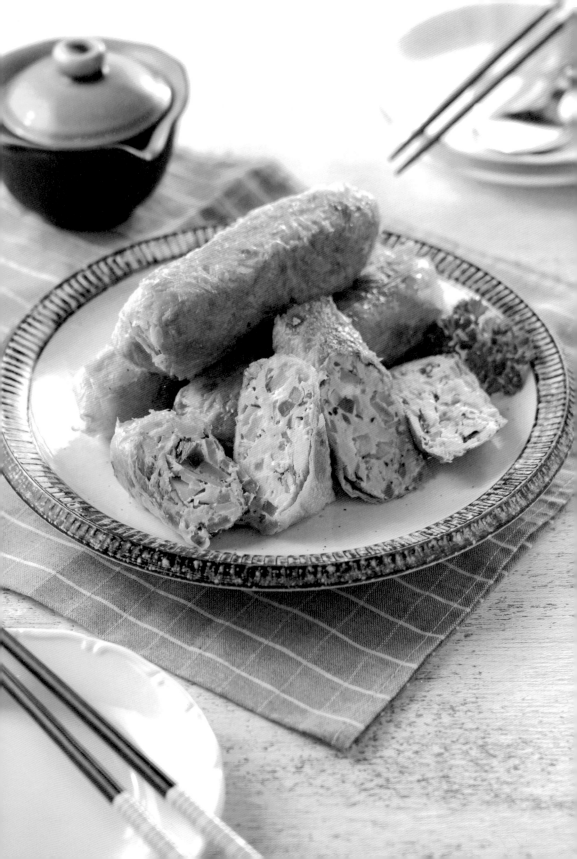

雞肉類
Chicken

豆皮雞捲

　　市面上販售的雞捲，大多雞肉含量不高，而且以油炸居多，較難安心食用。自己製作時，可以選用好食材並控制所需的營養素，更為健康。這道料理以豆皮搭配雞胸肉，同時補充動物性與植物性蛋白，滿足蛋白質需求。

材料

雞胸肉 200g	青蔥 30g
洋蔥 50g	香菜 20g
紅蘿蔔 20g	薄豆皮 80g
雞蛋 55g（1顆）	玄米油 10ml

調味料

鹽巴 適量	黑胡椒粉 適量

作法

1 將雞胸肉以食物調理機絞碎備用。

2 洋蔥、紅蘿蔔、青蔥切成末。

3 熱鍋後加入油，加入步驟 **2** 的食材拌炒爆香，再加入蛋液、雞胸肉拌炒，最後加入鹽巴、黑胡椒調味。

4 將乾的薄豆皮鋪平，放上步驟 **3** 的食材，再包覆捲起。

5 熱鍋後加入油，以小火慢煎豆皮雞捲至熟即可。

> **Tips** 因為用油量較少，要有耐心以小火煎熟，並且一直翻面，避免燒焦。或是蓋上鍋蓋，加速燜熟速度。

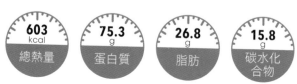

603 kcal	75.3 g	26.8 g	15.8 g
總熱量	蛋白質	脂肪	碳水化合物

616
kcal
總熱量

80.3
g
蛋白質

24.7
g
脂肪

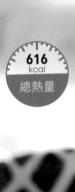
18.3
g
碳水化
合物

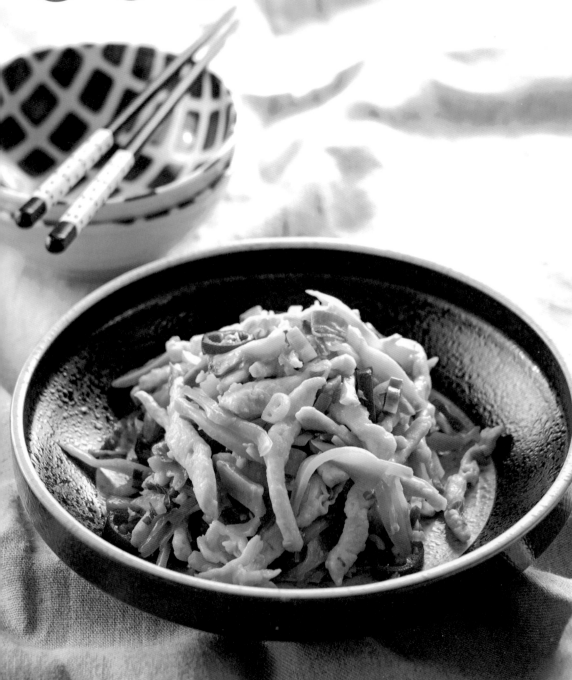

榨菜雞胸肉

榨菜炒肉絲是許多家庭餐桌常見的家常菜，好吃又下飯。這道料理我們將肉絲換成雞胸肉，減少油脂的攝取量。榨菜的熱量雖然很低，每 100 公克只有 19 大卡，但因鈉含量比較高，仍應注意攝食分量。

材料

雞胸肉（去皮） 300g	雞蛋 55g（1 顆）
榨菜 80g	青蔥 30g
蒜頭 20g	初榨橄欖油 15ml
辣椒 3g	

調味料

醬油膏 15g	白胡椒粉 適量
鹽巴 適量	

作法

1 將雞胸肉去皮切成絲狀，加入蛋液、鹽、胡椒粉、醬油膏抓醃均勻，靜置約 1 小時。

2 蒜頭切末，辣椒、青蔥切小段。

3 榨菜切成細絲狀，浸泡水中，稀釋掉鹽分。

   Tips 榨菜盡量購買能夠自己手切的，品質會比較好。

4 熱鍋，不用加油，放入擰乾的榨菜，將榨菜炒至有香氣，盛盤備用。

5 熱鍋後加入油，將雞胸肉炒至八分熟，加入蒜末、辣椒，再加入榨菜拌炒，起鍋前加入蔥花。

683
kcal
總熱量

92.6
g
蛋白質

24.7
g
脂肪

26.1
g
碳水化
合物

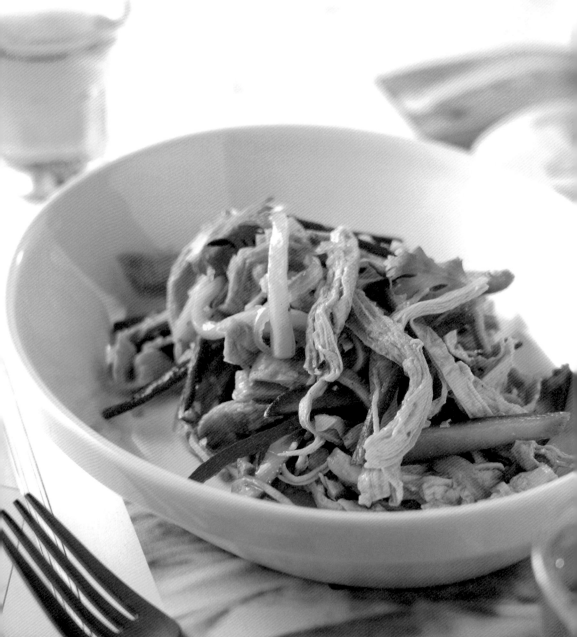

料理示範影片
（見 4 分 45 秒處）

涼拌雞絲

這道涼拌雞絲作法非常簡單，連我這個廚藝新手都能輕鬆製作。雖然在夜市也可以買到，不過自己料理的好處就是能避免過油或過鹹，很適合在炎炎夏日裡大口享用，清爽消暑又營養。

低脂高蛋白質的雞胸肉，搭配上植物性蛋白的腐竹。腐竹與豆皮其實製程方式相同，差別在於乾燥時的方法不同，兩者營養價值相同，皆能夠提供優質的蛋白質。這道料理主要的關鍵在於油量的控制，才能讓美味與營養兼顧。

材料

雞胸肉（去皮）300g	香菜　20g
蒜頭　5g	腐竹　80g
洋蔥　80g	辣椒　2g

調味料

醬油膏　20ml　　　辣油（香油）　10ml　　　白胡椒粉　適量

作法

1 將雞胸肉浸泡在鹽水中約 20 分鐘。

2 將水煮滾，關火，放入雞胸肉並蓋上鍋蓋，用燜的方式將雞胸肉燜熟。

3 蒜頭、香菜、辣椒切成末。洋蔥切成絲狀，浸泡在冰水中。腐竹煮熟。

4 將雞胸肉撕成絲狀，加入所有食材與調味料，混合均勻。

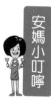

安媽小叮嚀

腐竹、豆皮可以隨喜好自行替換，也可以再加入小黃瓜絲，或是在夏季加入盛產的綠竹筍絲，增加口感。

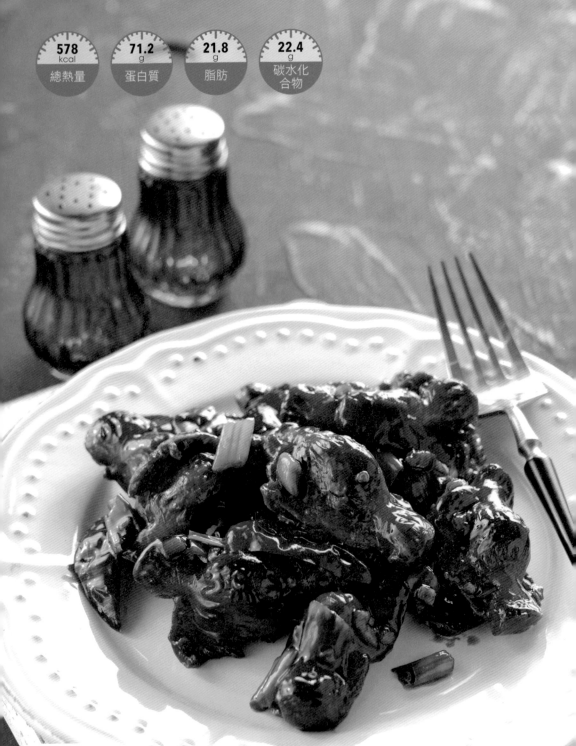

578 kcal	71.2 g	21.8 g	22.4 g
總熱量	蛋白質	脂肪	碳水化合物

料理示範影片

炒雞胗

安媽以前賣過滷味，滷雞胗也是她的拿手好菜，不過她以為雞胗吃了容易變胖，總是想吃而不敢吃，直到有天，我跟她說雞胗也是減脂好幫手，她才發現自己誤會雞胗多年。

雞胗屬於內臟類，很多人以為減肥不能吃內臟，其實選對部位，一樣可以安心食用。雞胗是低脂高蛋白質的食材，每 100 公克熱量只有 89 大卡，可以提供 16.6 公克左右的蛋白質，脂肪只有 2 公克，只要分量控制得宜，在減脂期間也是很好的食材。

材料

雞胗 400g	辣椒 5g
蒜頭 20g	酪梨油 15ml
薑 10g	

調味料

醬油膏 30ml	白胡椒粉 適量
醬油 20ml	

作法

1 煮一鍋滾水，加入兩匙鹽，放入雞胗燙煮約 45 分鐘。

   Tips 雞胗一定要處理乾淨，軟硬口感可依個人的喜好調整燙煮時間。或是煮軟後再切片炒。

2 蒜頭、薑切片。

3 熱鍋後加入油，放入蒜片、薑片、辣椒爆香，再加入燙熟的雞胗，以中火拌炒一下，再加入醬油、醬油膏拌炒入味。

4 起鍋前加入白胡椒粉即可。

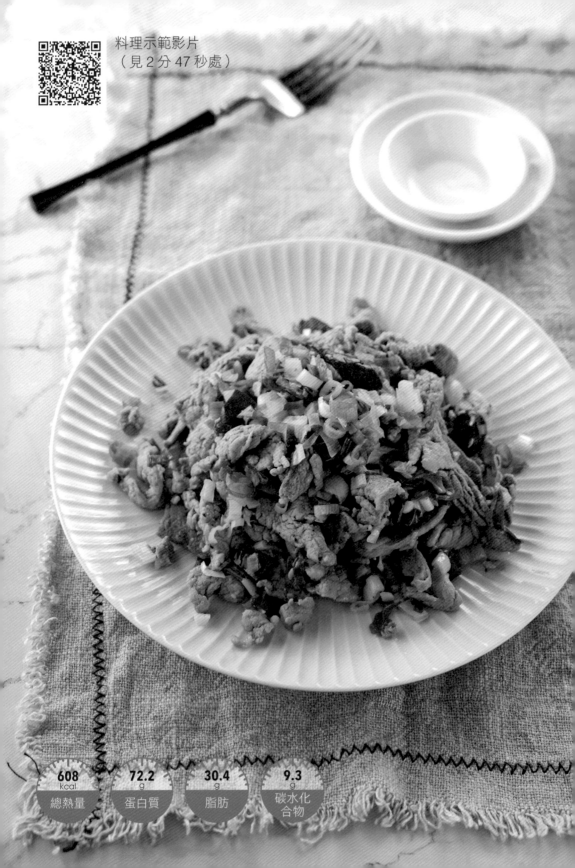

料理示範影片
（見 2 分 47 秒處）

608 kcal	72.2 g	30.4 g	9.3 g
總熱量	蛋白質	脂肪	碳水化合物

椒鹽腰內肉

豬肉一直是安媽的拿手料理，尤其是滷肉系列，像是三層肉、豬腳都超級好吃，不過因為豬肉的飽和脂肪酸含量普遍比較高，所以會控制豬肉在我們家餐桌出現的頻率。直到安媽減脂稍有成效，才開始出現豬肉料理，但需慎選部位，可選擇相對低脂的腰內肉。

腰內肉就是豬小里肌，每 100 公克提供 21 公克的蛋白質，脂肪只有 5.4 公克，算是低脂肉類，吃膩雞肉時也可以選擇吃腰內肉。

材料

腰內肉 300g	蒜頭 20g
雞蛋 55g（1 顆）	辣椒 5g
青蔥 30g	玄米油 10ml
薑 10g	

調味料

鹽巴 適量	白胡椒粉 適量

作法

1 青蔥、薑、蒜、辣椒切成末。腰內肉切薄片。

2 將雞蛋加入鹽巴攪打均勻，再放入腰內肉抓醃均勻。

   Tips 腰內肉在快解凍的狀態比較好切，盡量切薄一點，才能熟得比較快。

3 熱鍋後加入油，將抓醃的腰內肉炒至半熟，盛起備用。

4 放入蒜末、辣椒末、薑末爆香，再加入腰內肉拌炒至熟。

5 起鍋前，加入蔥末即可。

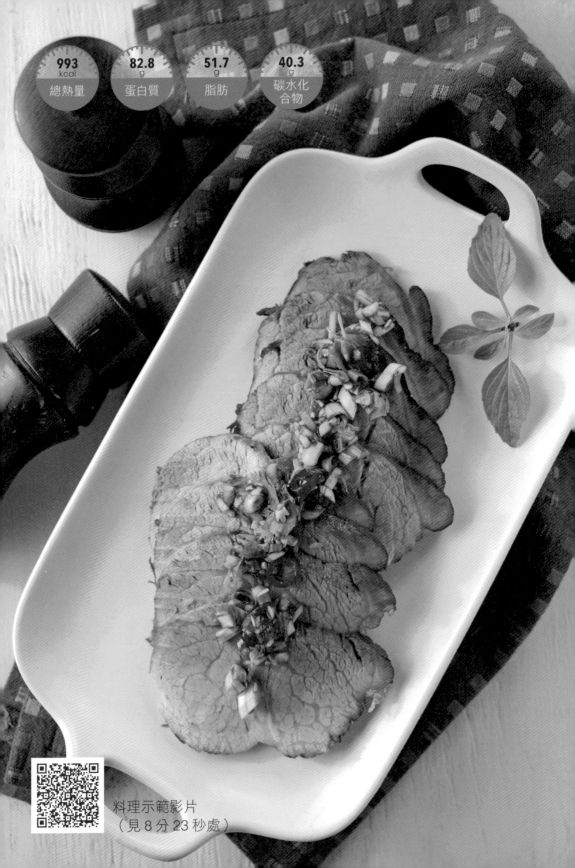

993 kcal	82.8 g	51.7 g	40.3 g
總熱量	蛋白質	脂肪	碳水化合物

料理示範影片
（見 8 分 23 秒處）

香滷豬腱肉

阿環小姐滷的三層肉、蹄膀入口即化，好吃極了！不過油脂含量高，熱量也很容易超標，所以幫她換成脂肪含量較低的豬腱肉，就能吃得安心又開心！安媽習慣用全酒滷燉，雖然烹調後酒精會發揮，不過煮一小時仍會有約 25% 的酒精殘留，時間越短殘留度越高，美味與熱量之間仍須斟酌。

豬腱肉就是俗稱的老鼠肉，每 100 公克的熱量有 176卡，提供 19 克的蛋白質，也是優質的蛋白質來源，但是也不能無限制地一直吃，還是要控制分量。

材料

豬腱肉 400g	薑 15g	洋蔥 80g
辣椒 5g	青蔥 30g	蒜頭 10g
初榨橄欖油 10ml		

調味料

醬油 40ml	醬油膏 15ml
豆瓣醬 5ml	米酒 150ml

作法

1 豬腱肉以熱水汆燙後，撈起備用。

2 洋蔥切塊，青蔥、辣椒切末、薑切片。

3 熱鍋後加入油，加入蔥末、薑片、蒜末、洋蔥爆香，再加入辣椒、醬油、醬油膏、豆瓣醬炒香。

4 加入整塊豬腱肉拌炒一下，讓醬香入味後，加入米酒與適量的水，蓋上鍋蓋，以中火滷燉約 40 分鐘即完成。

Tips 滷燉過程要不時的將肉翻面，以免燒焦影響口感。

5 食用前，再切片盛盤。

Tips 滷燉後吃不完可以冷凍保存，再搭配其他食材變化。

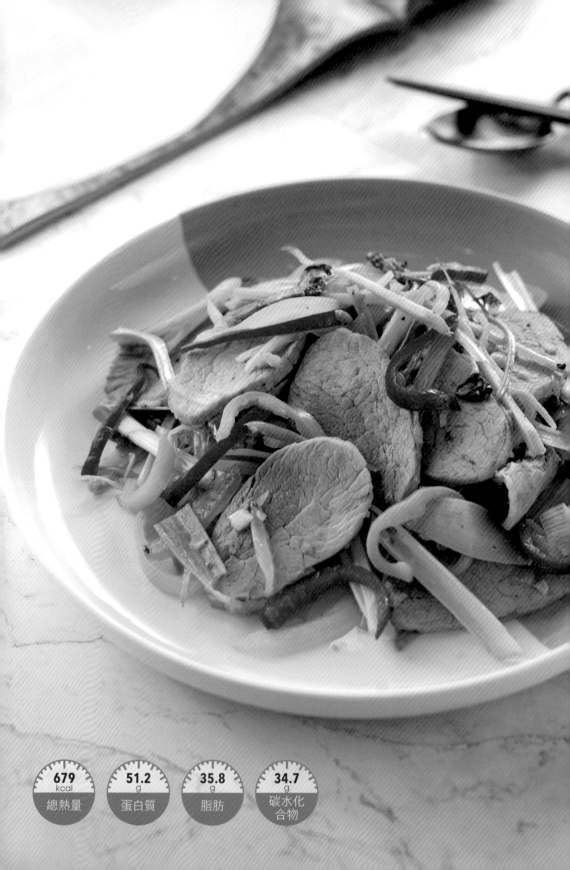

679 kcal	51.2 g	35.8 g	34.7 g
總熱量	蛋白質	脂肪	碳水化合物

甜椒豬腱

利用 p.201 的滷豬腱，延伸製作出這道料理。可利用空閒時，將豬腱肉滷好放於冰箱冷凍保存備用，想吃的時候拿出來稍微炒一下就可以上菜了，這也是安媽為了要快速補充蛋白質的小技巧。不過在炒豬肉時，一定要注意油量的控制，才不會不小心讓熱量超標。

材料

滷豬腱 300g（請見 p.201） 　洋蔥 50g

青蔥 30g 　初榨橄欖油 5ml

甜椒 60g

調味料

鹽巴 適量 　白胡椒粉 適量

作法

1 將滷豬腱取出退冰，再切成片狀。

2 甜椒、洋蔥切成絲，青蔥切段。

3 熱鍋後加入油，放入洋蔥炒香，再加入甜椒、青蔥拌炒，放入滷豬腱炒熱。

4 加入鹽巴、胡椒調味，即可起鍋。

安媽小叮嚀

可以自行替換蔬菜食材，像是甜豆、豌豆等，或是加入毛豆，增加蛋白質含量，下班後回家也能快速補充營養。

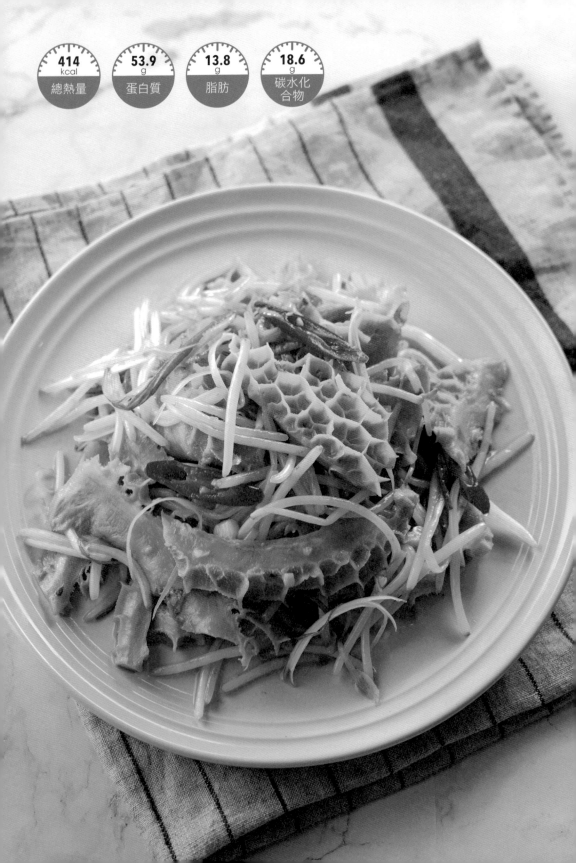

414 kcal	53.9 g	13.8 g	18.6 g
總熱量	蛋白質	脂肪	碳水化合物

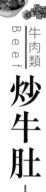

牛肉類
Beef

炒牛肚

安媽聽到我跟她說牛肚也是低脂好食材，她好像是發現新大陸般感到驚喜。其實有些內臟部位可以提供蛋白質，而且熱量不高，牛肚就是其中之一，讓安媽的拿手菜又解鎖一道了。

每 100 公克的牛肚熱量僅有 56 大卡，可以提供 11.4 公克的蛋白質，脂肪低於 1 公克，在減脂期間也很適合用來補充蛋白質。

材料

牛肚 400g	青蔥 40g
豆芽菜 100g	辣椒 5g
薑 40g	玄米油 10ml
蒜頭 20g	

調味料

米酒 15ml	白醋 5ml
醬油膏 15ml	白胡椒粉 適量

作法

1 青蔥切段，薑切片，蒜頭、辣椒切末。

2 煮一鍋水，放入薑片、米酒、牛肚，煮約一小時，將牛肚煮軟並去除腥味。煮好放涼切成薄片。

   Tips 牛肚的烹煮時間可依個人喜歡的口感調整。煮好可放在冰箱冷凍備用，也可以用滷的，想吃時拿出來炒，快速方便。

3 熱鍋後加入油，放入薑、蒜末、辣椒爆香，放入牛肚炒至微乾，加醬油膏拌炒一下，轉小火，加入豆芽菜拌炒。

4 起鍋前，加入醋、胡椒粉、蔥段拌炒，即可盛盤。

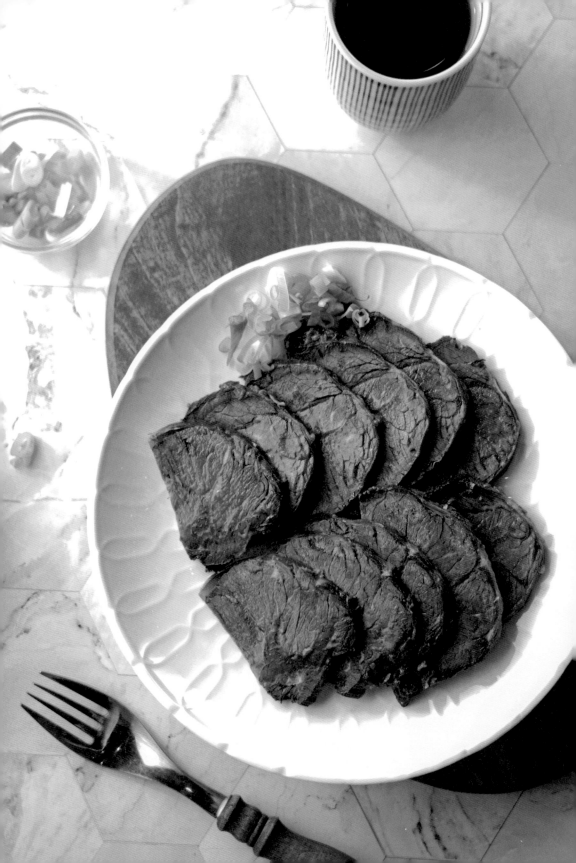

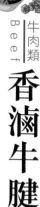

牛肉類
Beef

香滷牛腱

　　減脂期間除了可以利用豬腱補充蛋白質以外，牛腱也是相當不錯的選擇，而且熱量比豬腱更低，每100公克熱量僅有139卡，可以提供將近20公克的蛋白質，脂肪也只有6公克，在營養學分類上算是低脂肉類，也可以當作補充蛋白質的好食材。

材料

牛腱 600g	辣椒 3g
洋蔥 50g	玄米油 10ml
薑 10g	

調味料

豆瓣醬 10ml	醬油 60ml

作法

1 牛腱以熱水汆燙後，洗淨備用。

2 洋蔥切絲，薑切片，辣椒切末。

3 熱鍋後加入油，放入薑片、辣椒、洋蔥、豆瓣醬爆香，再加入醬油、牛腱炒至有醬香味，加水以大火煮滾後轉小火，將牛腱滷至熟透，約1小時。

> **Tips** 滷燉過程要不時的將肉翻面，以免燒焦影響口感。滷燉後吃不完可以冷凍保存，搭配其他食材，變化多種料理。

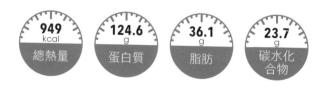

| 949 kcal 總熱量 | 124.6 g 蛋白質 | 36.1 g 脂肪 | 23.7 g 碳水化合物 |

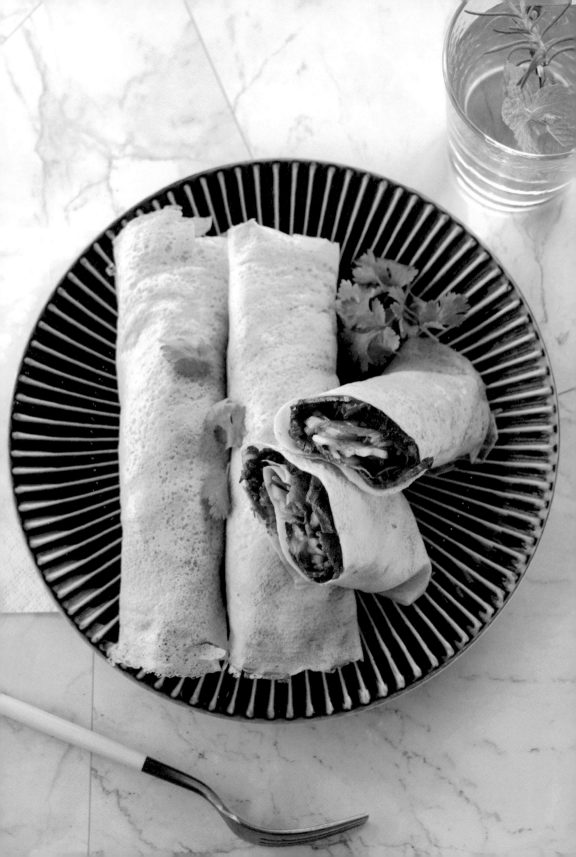

牛肉捲餅

阿環小姐很喜歡吃春捲，所以安媽也會試著做出捲類的料理。用蛋皮取代麵粉皮，再包入牛腱肉，讓蛋白質成為主角，美味的減脂的好幫手就完成了！

材料

滷牛腱 200g（請見 p.207）	香菜 20g
小黃瓜 20g	雞蛋 110g（2 顆）
紅蘿蔔 40g	高筋麵粉 15g
蒜苗 10g	牛奶 30ml

作法

1 將滷牛腱退冰，再切成片狀。

2 小黃瓜、紅蘿蔔、蒜苗切絲，香菜切末。

3 雞蛋打散，加入牛奶、麵粉攪拌勻勻。

4 將不沾鍋熱鍋，不用加油，利用刷子將步驟 3 的麵糊在鍋子內刷上薄薄的一層，以小火慢煎煎熟，盛起備用。

5 將牛腱、小黃瓜、紅蘿蔔、蒜苗、香菜鋪在蛋皮上，捲起即可享用。

Tips 小黃瓜先用鹽抓醃，紅蘿蔔可先汆燙過，口感更好。

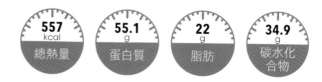

557 kcal 總熱量	55.1 g 蛋白質	22 g 脂肪	34.9 g 碳水化合物

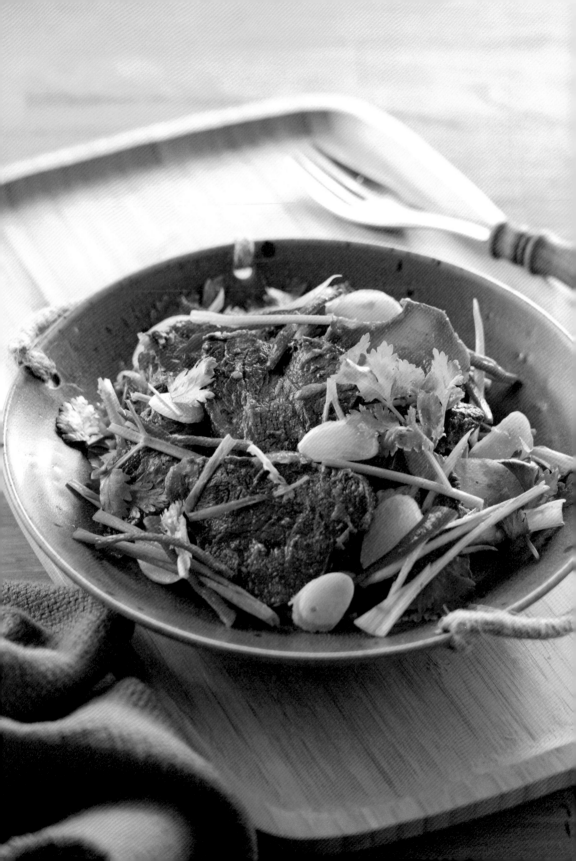

牛肉類 Beef

涼拌牛腱

很多人肚子餓時，容易隨手抓零食裹腹，如果在冰箱有一些常備好食材可以快速料理，就能大大避免這樣的情形。有空閒時，不妨將牛腱、豬腱先滷起來放於冰箱冷凍備用，讓日常料理變得輕鬆。

材料

滷牛腱 300g（請見 p.207）	青蔥 30g
蒜頭 20g	香菜 20g
辣椒 10g	

調味料

醬油膏 適量	香油 10ml
黑胡椒粉 適量	

作法

1 將滷牛腱取出退冰，再切成片狀。

2 蒜頭切片，辣椒、青蔥切絲，香菜切段。

3 將所有食材盛盤，用醬油膏、黑胡椒、香油調味即可。

Tips 還可以自行搭洋蔥絲、小黃瓜絲，增加口感。

551 kcal
總熱量

59.3 g
蛋白質

25.9 g
脂肪

20.4 g
碳水化合物

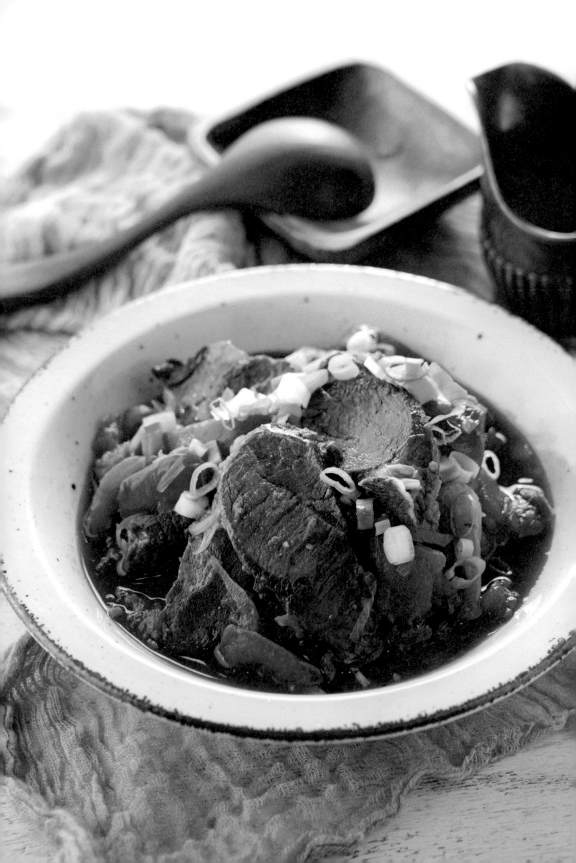

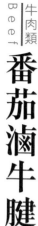

牛肉類
Beef

番茄滷牛腱

牛腱搭配上番茄，就是美味保證的組合，還可以增加膳食纖維、茄紅素的攝取。不用高超的廚藝，就能完成這道料理，請務必試試看！

材料

滷牛腱 400g（請見 p.207）	青蔥 30g
牛番茄 150g	初榨橄欖油 10ml
洋蔥 50g	

調味料

鹽巴 適量	味醂 10ml

作法

1 牛番茄切大塊，洋蔥切絲，青蔥切蔥花，滷牛腱切片。

2 熱鍋後加入油，放入洋蔥炒至熟透，再放入牛番茄炒至糊狀，加入牛腱拌炒，加鹽、味醂調味，起鍋前撒上蔥花。

730 kcal 總熱量

77.7 g 蛋白質

31.4 g 脂肪

33.1 g 碳水化合物

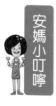

安媽小叮嚀

這道料理也能加入蒟蒻麵，簡單又快速的完成一餐，有碳水、有蛋白質、有蔬菜，營養均衡。

PART 7

蔬菜類料理

瘦身減肥可不能天天都吃燙青菜，
選擇不同顏色的蔬菜類食材，
運用香滷、清炒、涼拌等料理方式，
餐餐都能吃出美味新變化！

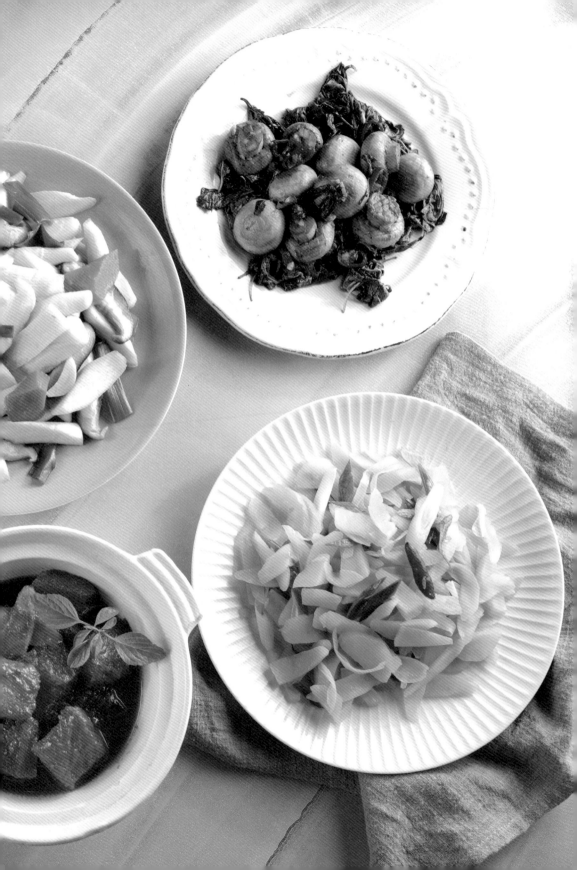

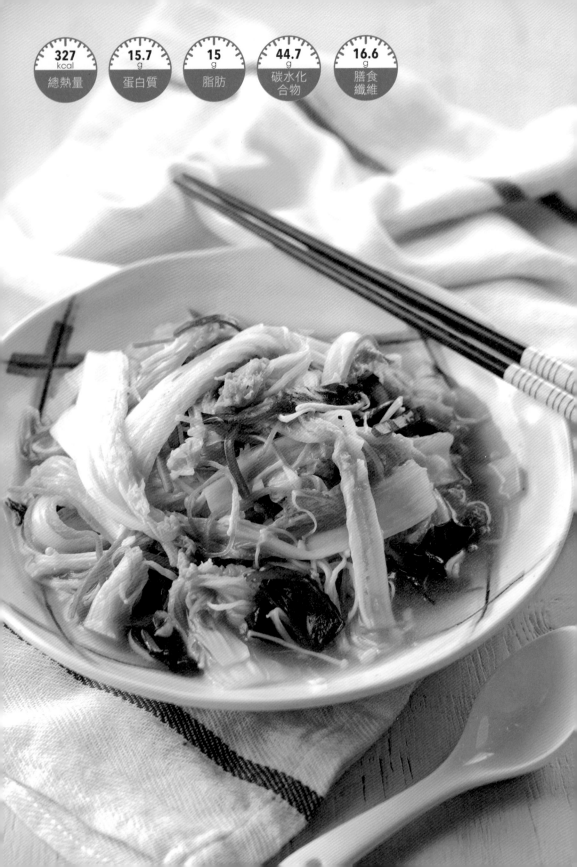

| 327 kcal 總熱量 | 15.7 g 蛋白質 | 15 g 脂肪 | 44.7 g 碳水化合物 | 16.6 g 膳食纖維 |

蔬 菜 類
Vegetables

蒜炒金針菇娃娃菜

　　現代人生活忙碌，想要縮短料理時間、快速攝取多種食物的營養素，可搭配各式蔬菜菇類以混炒的方式，一盤料理就能獲得豐富營養。

　　金針菇可增加膳食纖維，氣味清香，很適合和其他蔬菜搭配拌炒。娃娃菜、大白菜、小白菜都是同家族但不同類別的蔬菜，在營養成分上，娃娃菜的膳食纖維含量稍微高了一些，也含有各種微量元素，像是鉀、鈣、鎂等，對於生理代謝上也很有幫助。

材料

娃娃菜 300g	蒜苗 20g
金針菇 200g	辣椒 2g
紅蘿蔔 20g	玄米油 15ml
蒜頭 15g	

調味料

鹽巴 適量

作法

1 將娃娃菜洗淨切成小片，紅蘿蔔、蒜苗、辣椒切絲，蒜頭切末。
　　Tips 可視個人喜歡的軟硬度，將娃娃菜切成適合大小。

2 熱鍋後加入油，加入蒜末、辣椒、紅蘿蔔絲爆香，放入娃娃菜炒至軟，再加入金針菇。

3 加入鹽巴調味，拌炒均勻，起鍋前，再加入蒜苗即可。

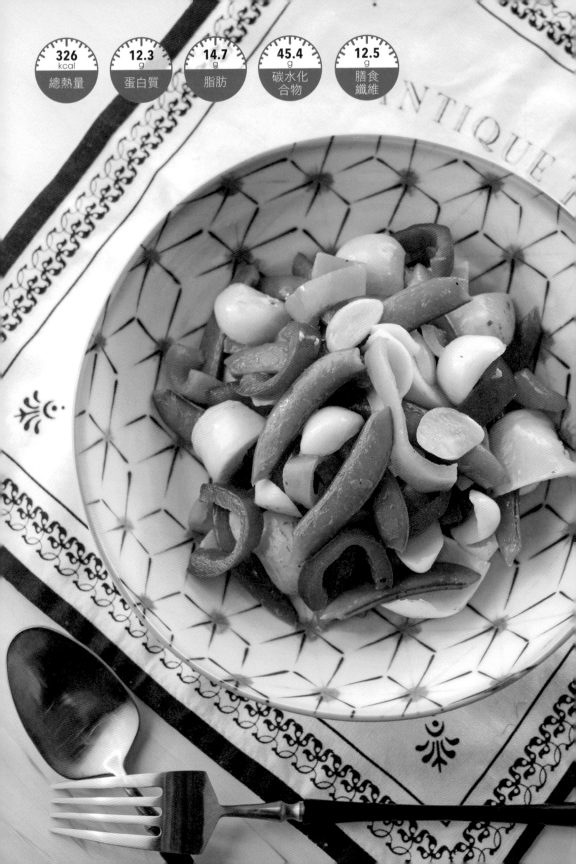

清炒百合甜豆

安媽常說做菜要色香味俱全,所以在料理配色上也絲毫不馬虎。在我們家她是負責將菜煮得好看好吃,我則是負責營養調配,這樣的組合剛好能夠兼顧營養與美味。

百合屬於澱粉含量較高的蔬菜類,每 100 公克有 132 大卡,熱量不算太低,但富含了各種營養素,包括蛋白質、膳食纖維、鉀、維生素 C 等,建議將它當作配角,搭配點綴在料理中,即能適量食用又能補充營養。甜豌豆莢是屬於蔬菜的豆類,熱量低,富含各類營養成分,可以當作分量較多的餐盤主角。

材料

甜豆 300g	蒜頭 20g
百合 50g	葡萄籽油 10ml
甜椒 40g	

調味料

鹽巴 適量	黑胡椒粉 適量

作法

1 將甜豆去蒂和粗纖維,百合輕輕剝成片,甜椒切成絲,蒜頭切片。

2 熱鍋後加入油,放入蒜片炒香後,放入百合拌炒至半熟,再加入少許水,加入甜豆拌炒,加入甜椒拌炒至熟。
   Tips 甜豆喜愛吃脆口或是鬆軟口感,可以自行調整拌炒時間。

3 加入鹽巴、黑胡椒調味並拌炒均勻,即可起鍋。

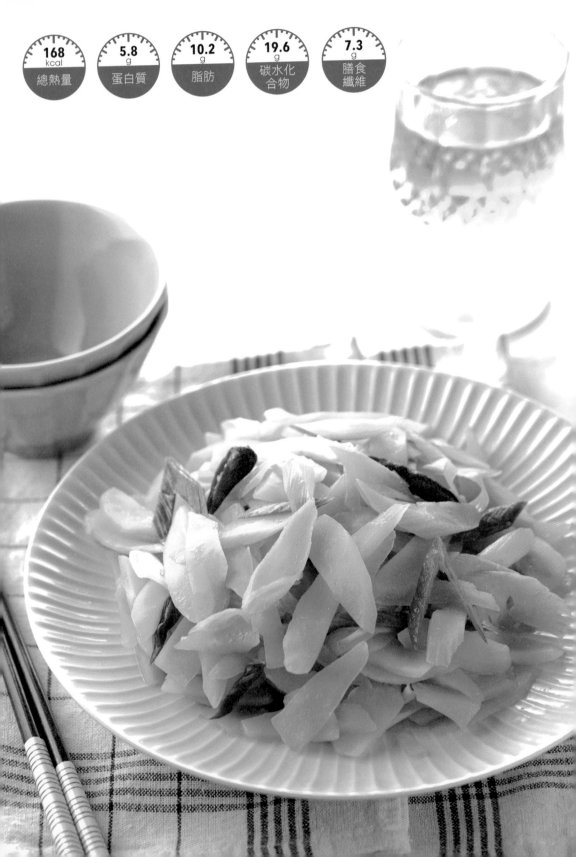

168 kcal	5.8 g	10.2 g	19.6 g	7.3 g
總熱量	蛋白質	脂肪	碳水化合物	膳食纖維

炒萵筍

「萵筍」大家可能很陌生，比較常見的說法是臺語的「A 菜心」。它的熱量相當低，每 100 公克僅有 18 大卡，也富含了各類營養成分，像是維生素 A、C 等，是減脂路上的好幫手。

每到冬天，我們家餐桌就會出現這道料理，因為阿嬤自己在臺東的菜園裡有栽種，每到盛產季節，我們就會收到新鮮又沒有農藥的 A 菜心，品嘗時心中總是充滿了感恩。

材料

萵筍 500g	辣椒 3g
蒜苗 30g	葵花油 10ml

調味料

鹽巴 3 ～ 5g

作法

1 將蒜苗切成斜片狀，辣椒切小段。

2 萵筍切薄片，加入 3 ～ 5g 的鹽巴，抓拌均勻並靜置 15 分鐘，再將水分擠乾。

   Tips 萵筍是冬天才有的食材，切成薄片會比較好吃喔！

3 熱鍋後加入油，先放入蒜白、辣椒爆香，再放入萵筍拌炒（乾炒就好，無須加水）。

4 起鍋前加入蒜青拌炒一下即可。

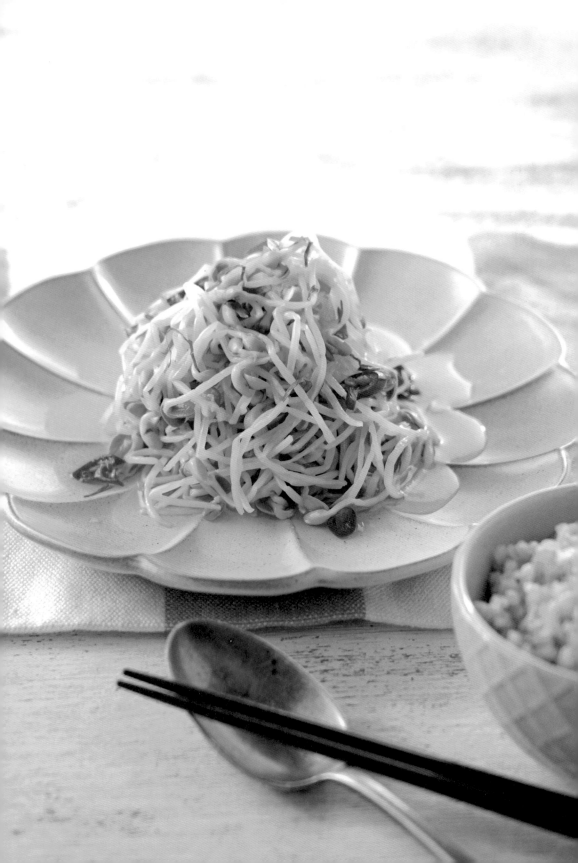

涼拌黃豆芽

　　這道料理簡單方便，就連是廚房新手的我，都能輕鬆上菜，很適合做為冰箱常備菜。料理的關鍵在於掌握調味的香油與醋的分量，控制好熱量才不會超標。

　　黃豆芽算是醣質含量低的蔬菜，100 克只有 2.5 克的碳水化合物，而膳食纖維有 2.7 克，而且蛋白質有將近 5.4 克，以蔬菜類的蛋白質含量來說，算是資優生，對在執行低醣飲食的人來說，是很好的食材。

材料

黃豆芽 400g	辣椒 5g
蒜頭 20g	香菜 20g

調味料

萬用醋 60ml	香油 3c.c.

作法

1 蒜頭、辣椒、香菜切末。

2 黃豆芽先以熱水汆燙後，撈起並泡於冰水中，使其脆口。

　　Tips 有時間的話，將豆芽尾鬚去除，口感會更好。

3 將黃豆芽瀝乾，加入蒜末、辣椒末、香菜末，再以萬用醋、香油調味即可。

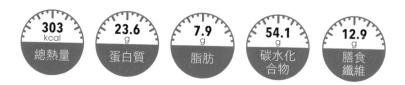

303 kcal 總熱量	23.6 g 蛋白質	7.9 g 脂肪	54.1 g 碳水化合物	12.9 g 膳食纖維

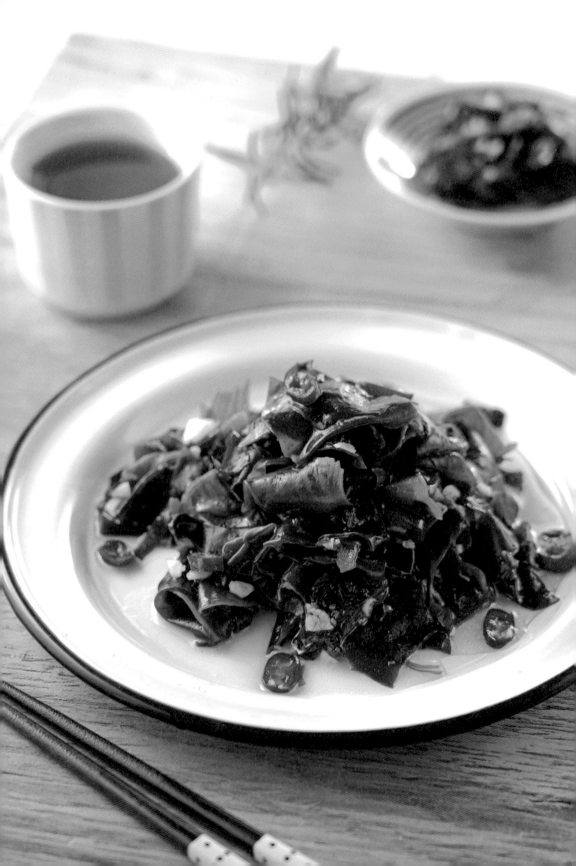

涼拌海帶芽

涼拌海帶芽是韓式料理中常見的小菜，自己在家也能輕鬆製作。營養素相當豐富的海帶芽，膳食纖維高，還含有礦物質鉀、鈣、鎂，以及維生素 B12 和葉酸等，這些都是深色蔬菜能夠提供的好處。不過它的鈉含量及醣分也比較高，必需控制食用分量。

材料

海帶芽 100g	蒜苗 20g
蒜頭 20g	辣椒 5g
嫩薑 20g	

調味料

萬用醋 50ml	香油 5ml

作法

1 將蒜頭、辣椒切末，嫩薑、蒜苗切絲。

2 將海帶芽浸泡在常溫飲用水中，約 5 分鐘。

   Tips 海帶芽要盡可能瀝乾，不要殘存水分，會比較容易入味。

3 將海帶芽瀝乾，加入步驟 1 所有材料，並加入萬用醋、香油調味拌勻即可。

352 kcal 總熱量

24.9 g 蛋白質

5.9 g 脂肪

77.5 g 碳水化合物

36 g 膳食纖維

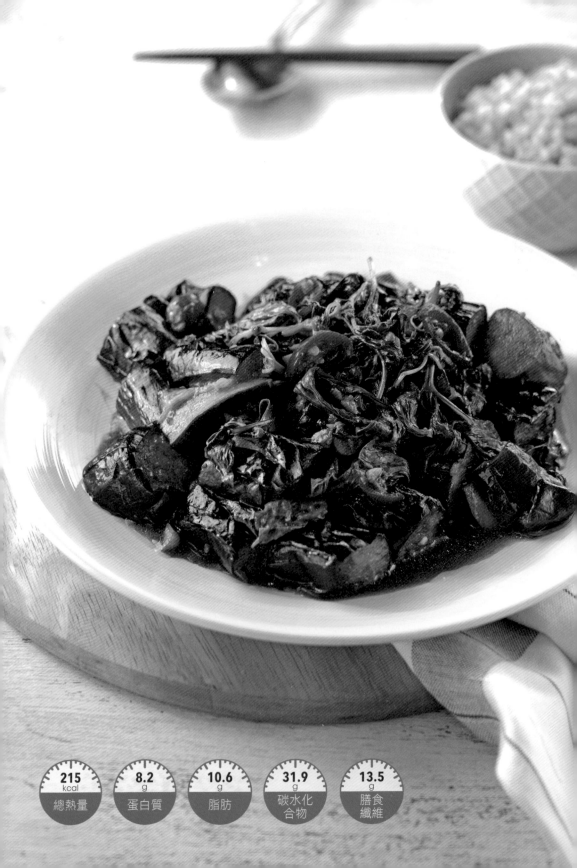

215 kcal	**8.2** g	**10.6** g	**31.9** g	**13.5** g
總熱量	蛋白質	脂肪	碳水化合物	膳食纖維

塔香茄子

塔香茄子是餐廳、自助餐店常見的家常菜，不過自己料理的好處是可以控制油量，也是這道料理的關鍵。茄子是很會吸油的蔬菜，如果油量過多，就會讓熱量不小心超標。建議可以先以蒸或烤的方式烹煮再油炒，或是減少油量，以小火耐心慢煎。

茄子每 100g 只有 20 大卡，有豐富的膳食纖維，還有鉀離子等，對於控制血壓也很有幫助，而紫色的外皮也有抗氧化物質，是相當好的食材。

材料

茄子 400g	辣椒 3g
蒜頭 15g	芥花油 10ml
九層塔 50g	

調味料

豆瓣醬 5ml	醬油膏 10ml

作法

1 蒜頭、辣椒切末。

2 將茄子切段，浸泡在鹽水或醋中，防止變黑。

   Tips 使用麻糬茄會更好吃喔！

3 熱鍋中加入油，放入茄子以小火慢煎至熟後，盛起備用。

   Tips 因為油量控制，所以要有耐心以小火慢煎，才容易熟透。也可以在茄子上劃刀，幫助更快熟。

4 在鍋中加入蒜末、辣椒末爆香，再加入豆瓣醬、醬油膏拌炒，可加入少許水調整，放入茄子拌炒至收汁，加入九層塔即可盛盤。

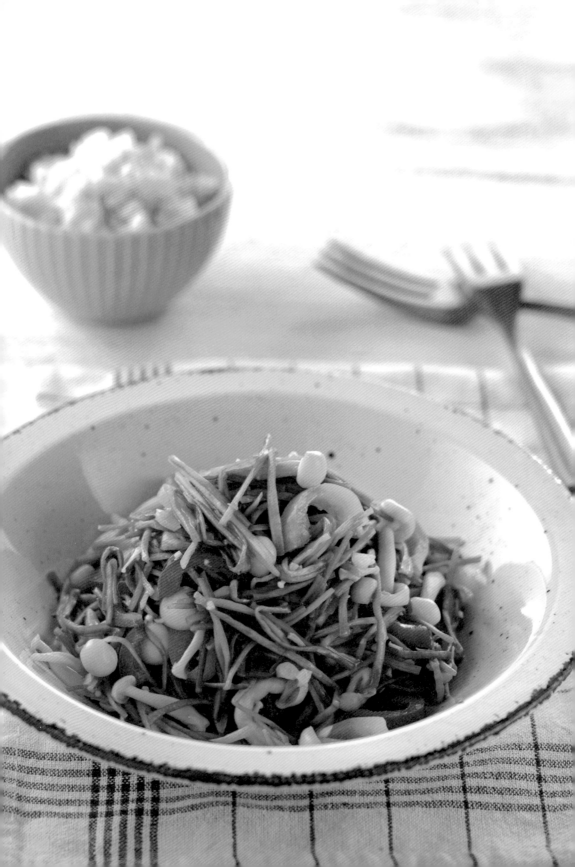

鴻喜菇炒水蓮

　　水蓮不但熱量低，還含有豐富礦物質鉀（229mg／100g），對於穩定血壓很有幫助；富含鐵（3.7mg／100g），對於想要多補充鐵質的女性朋友，是很好的選擇。這道料理搭配上含有豐富膳食纖維（3.4g／100g）的鴻喜菇，可以增加飽足感。

材料

鴻喜菇 200g	蒜頭 20g
水蓮 200g	玄米油 10ml
甜椒 60g	

調味料

鹽巴 適量

作法

1 蒜頭切末；水蓮、甜椒洗淨切成適口大小。

2 熱鍋後加入 10ml 的玄米油，放入蒜末爆香，再加入鴻喜菇炒熟，再加入水蓮拌炒一下，加入鹽巴調味。

　Tips 鴻喜菇要先炒熟，才不會有濃濃菇味。

3 接著再放入甜椒，並加入少許水，蓋上鍋蓋燜煮一下，開蓋即可盛盤享用。

179 kcal	8.6 g	11.1 g	19 g	12 g
總熱量	蛋白質	脂肪	碳水化合物	膳食纖維

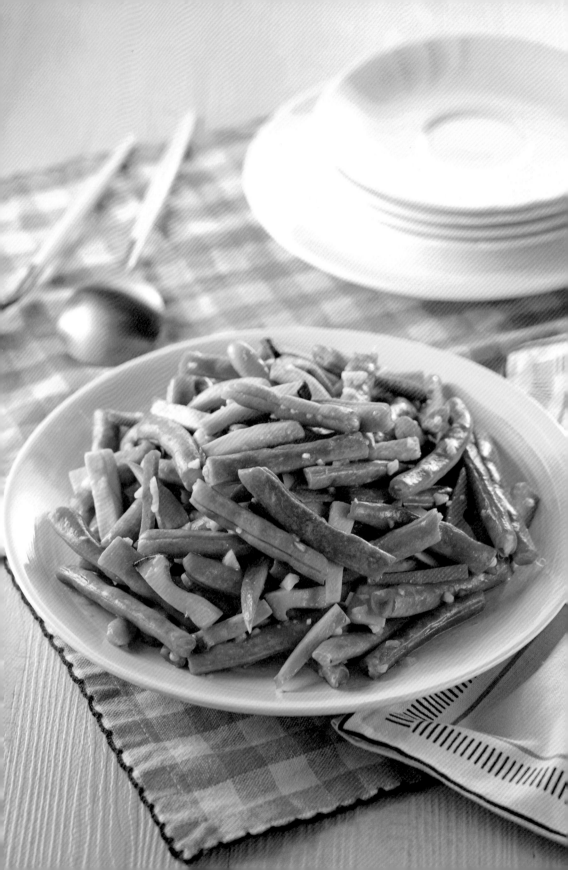

蒜炒菇菇醜豆

豆類又可分為主食、蛋白質以及蔬菜類，會這樣區分是因為營養成分的不同，像是紅豆、綠豆富含澱粉、毛豆富含蛋白質，而醜豆類則屬於蔬菜類的食材，每100g只有26卡，含有豐富的膳食纖維。這道料理再加入杏鮑菇，能夠增加膳食纖維以及多醣體的攝取。

材料

醜豆 300g	蒜頭 20g
杏鮑菇 200g	葡萄籽油 10ml
紅蘿蔔 40g	

調味料

鹽巴 適量	黑胡椒粉 適量

作法

1 醜豆去蒂和粗纖維，杏鮑菇、紅蘿蔔切絲，蒜頭切末。

2 熱鍋後，不用加油直接放入杏鮑菇絲，乾炒至水分消失，盛起備用。

   Tips 杏鮑菇一開始炒的時候會出水，將水分炒乾不僅會更好吃，也能減少菇味。

3 熱鍋後加入油，放入蒜末、紅蘿蔔絲炒香，再放入醜豆稍微拌炒後，加入少許水，蓋上鍋蓋燜煮至醜豆熟軟。

4 加入杏鮑菇拌炒，再加入鹽巴、黑胡椒調味即可盛盤。

267 kcal 總熱量

11.9 g 蛋白質

10.2 g 脂肪

41.1 g 碳水化合物

13.7 g 膳食纖維

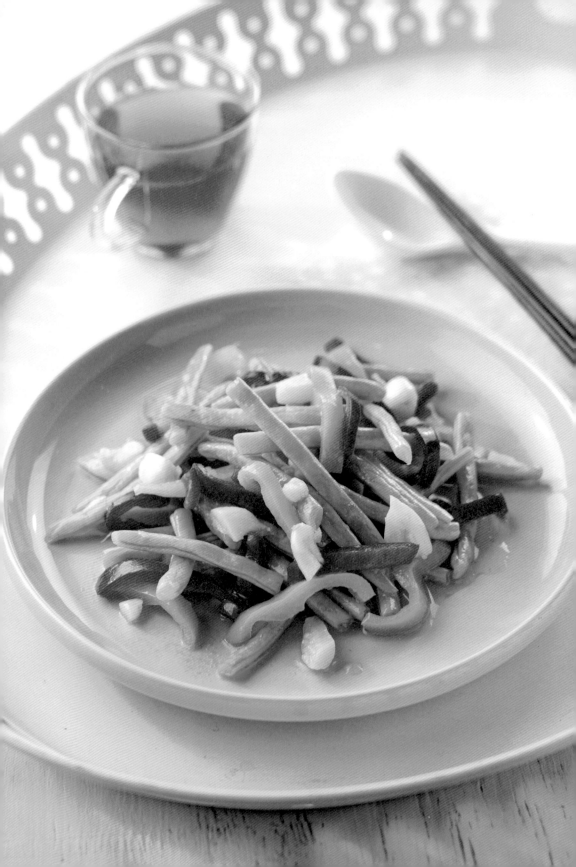

蒜炒甜椒四季豆

四季豆雖然是屬於蔬菜類的豆類，但是其蛋白質含量也比一般蔬菜還要高一些（1.7g／100g），雖然不能與蛋白質類的食物相比，但是也不無小補，主要是熱量也滿低的（23Kcal／100g），而且還含有鐵質（3.2mg／100g），算是蔬菜中的資優生。搭配上紅黃甜椒，不僅可以為料理增色，還能增加植化素的攝取，像這樣的料理分量就能夠多吃一點。

材料

四季豆 300g

蒜頭 20g

甜椒 40g

玄米油 10ml

調味料

鹽巴 適量

黑胡椒粉 適量

作法

1 四季豆去蒂和粗纖維，再切成約 7 ～ 8 公分的段狀。

2 甜椒切成適口大小，蒜頭切小塊。

3 熱鍋後加入油，放入蒜頭爆香，加入四季豆炒熟後，再加入甜椒拌炒，以鹽巴、黑胡椒調味即可。

Tips 甜椒很快就熟了，所以要先將四季豆炒熟再放入甜椒。

194 kcal
總熱量

6.8 g
蛋白質

9.9 g
脂肪

23.8 g
碳水化合物

7.5 g
膳食纖維

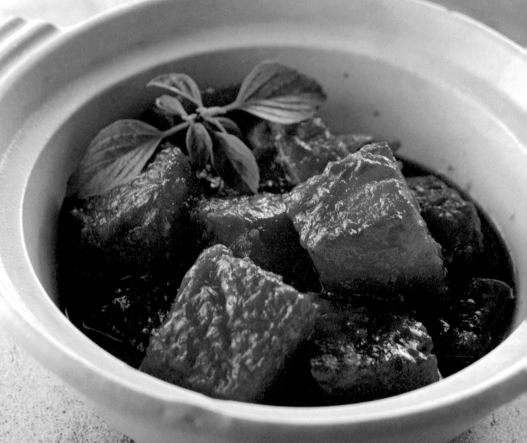

料理示範影片
（見1分26秒處）

298 kcal	8.2 g	14.6 g	39.5 g	8 g
總熱量	蛋白質	脂肪	碳水化合物	膳食纖維

醬滷冬瓜

記得小時候回臺東阿嬤家時，就會去田裡幫忙（其實是覺得好玩），曾經搬過大冬瓜，只覺得它們又大又重的，沒想到後來它會成為幫助阿嬤減重時的重要幫手之一。這道菜也是阿環小姐的拿手料理，以簡單的傳統滷法，呈現美味。

冬瓜是低鈉高鉀的蔬菜，對於血壓的穩定有所幫助，熱量也非常低（9 大卡／100g），想要控制體重時，可以攝取冬瓜來提升飽足感。含有維生素 C，對於抗氧化也有幫助，製作時要注意調味的用量，控制好的話就是一道非常營養健康的料理。

材料

冬瓜 600g　　　　　　青蔥 30g

紅蘿蔔 30g　　　　　　葵花油 15ml

薑 30g

調味料

醬油 50ml　　　　　　醬油膏 15ml

作法

1 冬瓜、紅蘿蔔切成適當大小，薑切薑絲，青蔥切成蔥花。

2 熱鍋後加入油，再加入薑絲、冬瓜、紅蘿蔔拌炒，加入醬油、醬油膏以小火慢炒，再加入少許水後，轉小火燜煮至冬瓜軟爛。

　　Tips 炒冬瓜時要注意醬香入味後再加水，這樣才會好吃。

3 起鍋前撒上蔥花即可。

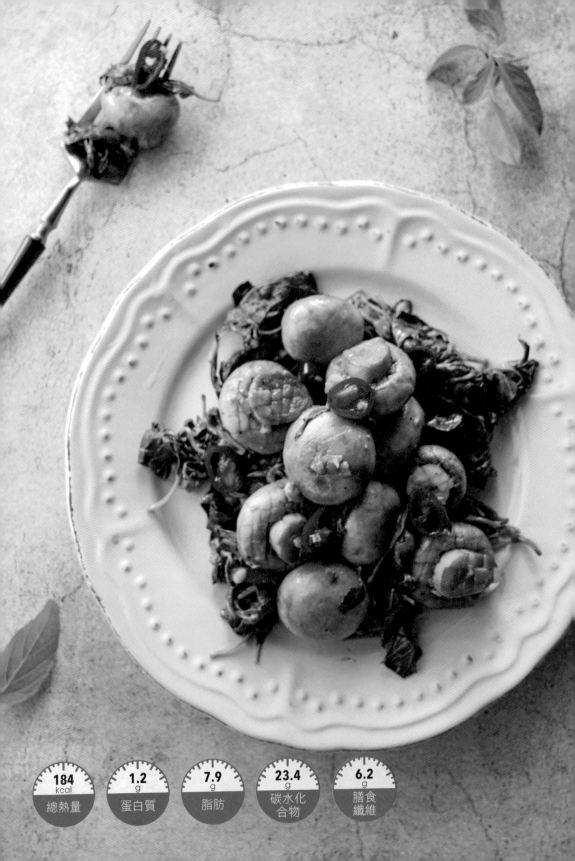

184 kcal	1.2 g	7.9 g	23.4 g	6.2 g
總熱量	蛋白質	脂肪	碳水化合物	膳食纖維

一杯半蘑菇

常見的三杯料理非常好吃且下飯，但美中不足的就是調味過量，所以我們改良成這道「一杯半」蘑菇，少了酒、減了油，多了健康，可兼顧營養與美味。

蘑菇是屬於蛋白質含量較高的蔬菜（3g ／ 100g），除了熱量低、含有膳食纖維外，菇類富含多醣體，對於維持免疫力很有幫助。在控制熱量期間也是很好的食材，能夠增加飽足感，補充維生素、礦物質，並增加代謝。

材料

蘑菇 300g	薑 15g
九層塔 30g	辣椒 10g
蒜頭 15g	麻油 7ml

調味料

醬油膏 15ml	黑胡椒粉 適量
鹽巴 適量	

作法

1 將蘑菇從頂部劃刀，切成十字狀。

2 蒜頭、薑、辣椒切末。

3 熱鍋後加入麻油，以小火將蘑菇炒熟，再放入蒜末、薑末、辣椒末拌炒。

   Tips 蘑菇以小火慢煎，煎的時候會出水，耐心的把水分炒乾，才會好吃。

4 加入醬油膏、鹽巴、黑胡椒調味，起鍋前加入九層塔拌勻即可。

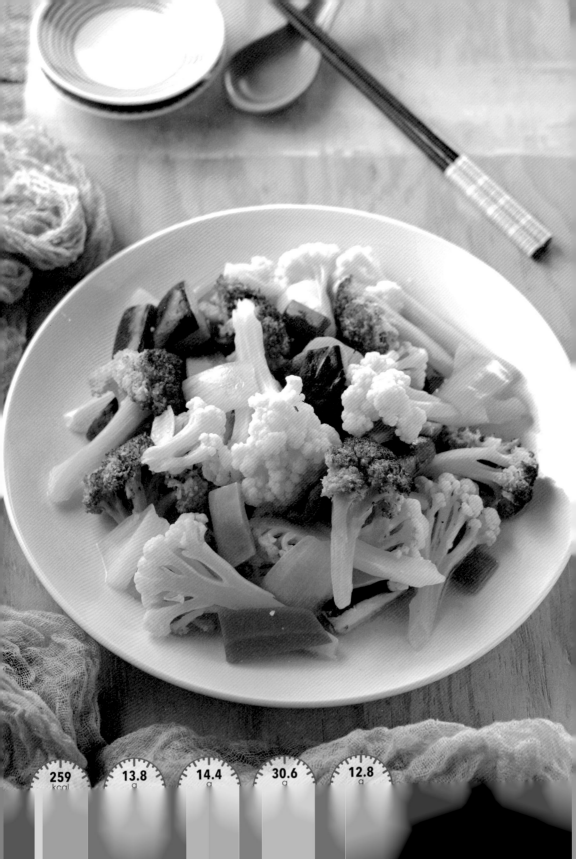

259
kcal

13.8
g

14.4
g

30.6
g

12.8
g

蒜炒雙色花椰菜

　　減脂料理當中最常見的蔬菜就是花椰菜了，花椰菜的營養成分豐富、熱量低，綠色花椰菜的蛋白質含量也滿高的（3.7g／100g），除了各種豐富的礦物質鉀、鈣、鎂、維生素 A、B 群外，還有相當高的維生素 C（75.3mg／100g），接近每日建議量 100mg，此外也有多種抗氧化物質，像是含硫化合物、吲哚等。

　　千萬不要只吃水煮的花椰菜，偶爾為之可以，但只吃水煮的東西是很難持續的。料理不要害怕以油炒，選擇好的油脂並控制油量，長期維持穩定的飲食方式，就能發揮效果。

材料

白花椰菜 200g	紅蘿蔔 20g
綠花椰菜 200g	蒜頭 15g
洋蔥 40g	玄米油 15ml
香菇 40g	

調味料

鹽巴 適量

作法

1 洋蔥、香菇切塊，紅蘿蔔切片，蒜頭切末。

2 將雙色花椰菜洗淨並切成小朵。放入熱水汆燙後，撈起泡在冰水中，冷卻後再瀝乾水分。

3 熱鍋後加入油，加入蒜末爆香，加入洋蔥、香菇、紅蘿蔔拌炒，再加入雙色花椰菜拌炒一下，加入少許水，蓋上鍋蓋，燜煮至軟。

　Tips 花椰菜的軟硬度，可以視自己喜歡的口感調整烹調時間。

4 加入鹽巴調味，即可盛盤。

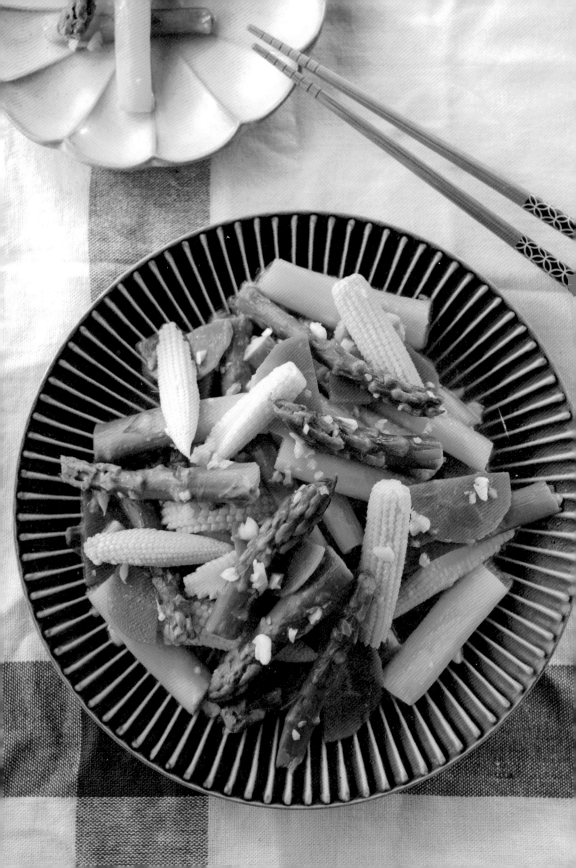

蔬 菜 類
Vegetables

清炒綠蘆筍玉米筍

　　玉米筍其實是還沒長大的玉米，但兩者在營養分類上卻不同，玉米屬於澱粉類，玉米筍屬於蔬菜類，所以玉米筍可以多吃無妨，但玉米應控制分量。不過也不是要比較兩者的優劣，均衡才是最重要的事。

　　綠蘆筍含有多種營養素，像是礦物質鉀、鎂，甚至是天門冬胺酸，對於神經及肌肉疲勞的消除有所幫助，還有預防貧血的葉酸，以及幫助骨骼健康的維生素 K 等，營養非常豐富，這也是為什麼建議大家要多吃蔬菜的原因。

材料

綠蘆筍 300g	蒜頭 15g
紅蘿蔔 30g	青蔥 30g
玉米筍 200g	葵花油 15ml

調味料

鹽巴 適量

作法

1 將綠蘆筍尾部纖維較粗的部分去除再切小段，紅蘿蔔、玉米筍切片，青蔥切段，蒜頭切末。

2 熱鍋後加入油，放入蒜末、紅蘿蔔爆香，加入綠蘆筍、玉米筍拌炒，再加入少許水，蓋上鍋蓋燜煮。

3 開蓋，加鹽調味，撒上蔥段即可。

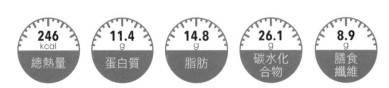

246 kcal	11.4 g	14.8 g	26.1 g	8.9 g
總熱量	蛋白質	脂肪	碳水化合物	膳食纖維

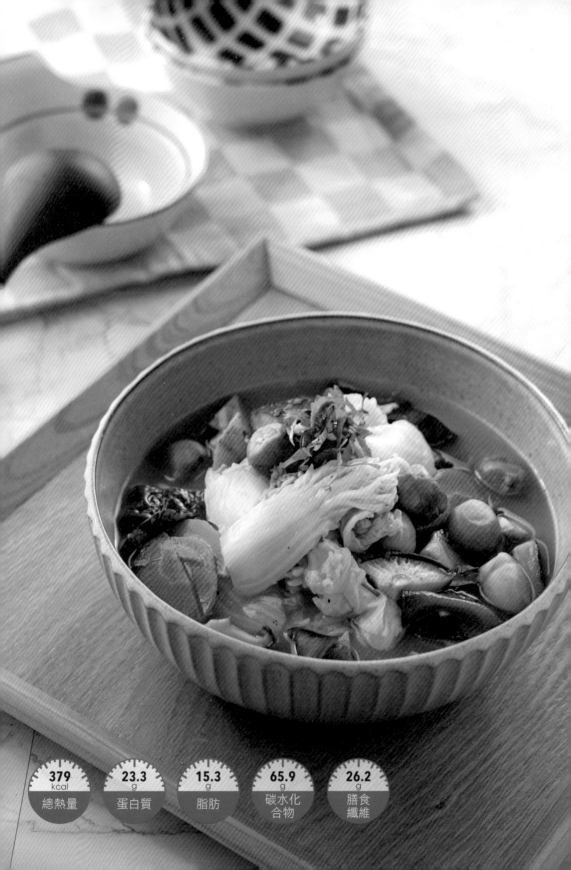

| 379 kcal 總熱量 | 23.3 g 蛋白質 | 15.3 g 脂肪 | 65.9 g 碳水化合物 | 26.2 g 膳食纖維 |

Vegetables

滷白菜

這道料理也是阿嬤的拿手菜之一，不過我稍微調整食材搭配分量，變成更為健康的版本。除了白菜，還加了黑木耳、草菇、香菇等食材，大家也可以自行替換成其他蔬菜，讓營養攝取更為多樣化。

白菜的熱量極低（8kcal ／ 100g），還含有鉀、鈣、鎂、鐵等礦物質，以及抗氧化的維生素 C，多食用一些也不用擔心熱量超標，可帶來飽足感與豐富營養素。

材料

白菜 600g（一顆）	紅蘿蔔 40g
草菇 150g	蒜頭 15g
新鮮香菇 100g	香菜 30g
黑木耳 70g	玄米油 15ml

調味料

鹽巴 適量	白胡椒 適量
黑醋 15ml	醬油膏 30ml

作法

1 白菜切成小塊，草菇、香菇切小片，黑木耳、紅蘿蔔切絲，蒜頭、香菜切末。

　Tips 在夏季可以加入盛產的綠竹筍絲，更具口感。

2 熱鍋後加入油，加入蒜末、紅蘿蔔、香菇、草菇爆香，再加入白菜拌炒，蓋上鍋蓋燜煮。

3 開蓋，加入所有調味料，起鍋前加入香菜即可。

PART 7 蔬菜類料理　243

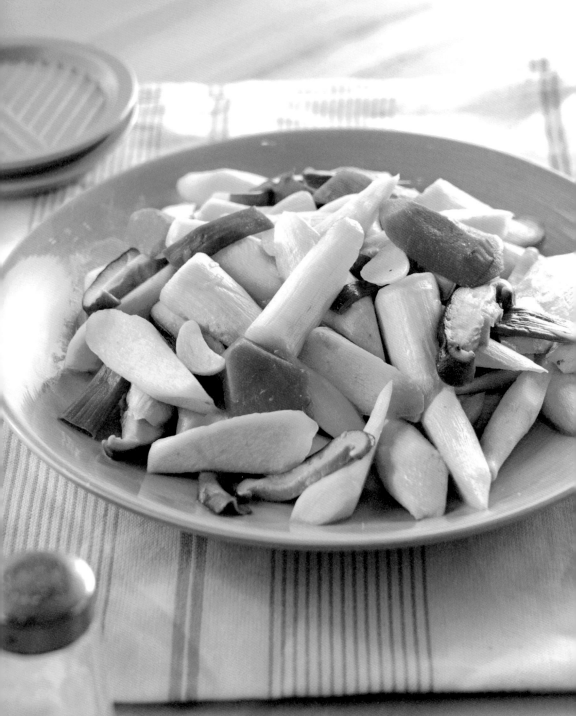

茭白筍炒香菇

製作蔬菜料理時，建議搭配兩種以上的蔬菜，一起烹煮不僅能節省料理時間，還能同時攝取到不同食材的營養成分可說是事半功倍。

茭白筍肉質白嫩，有「美人腿」的稱號，除了熱量低，富含營養素外，其中葉酸含量也很優秀（62.7ug ／ 100g），對於修復 DNA 及長者認知問題的營養補充，尤其重要。

材料

茭白筍 300g	蒜頭 15g
新鮮香菇 200g	青蔥 20g
紅蘿蔔 20g	苦茶油 15ml

調味料

鹽巴 適量

作法

1 茭白筍、香菇、紅蘿蔔切片，蒜頭切末，青蔥切段。
2 熱鍋後加入油，放入蒜末、紅蘿蔔爆香，再加入香菇、茭白筍拌炒，加鹽調味，炒至軟嫩。
3 起鍋前加入蔥段即可。

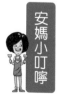

安媽小叮嚀

這道料理要使用新鮮的香菇才會好吃喔！茭白筍盛產於每年的 4 ～ 6 月與 8 ～ 10 月，只要選擇當季的食材就能做出美味料理。

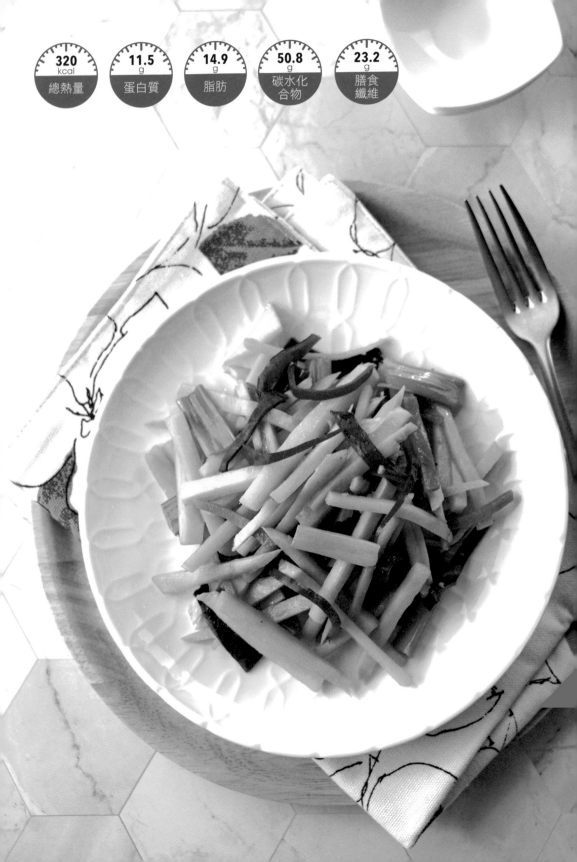

320 kcal	11.5 g	14.9 g	50.8 g	23.2 g
總熱量	蛋白質	脂肪	碳水化合物	膳食纖維

清炒黑木耳綠竹筍

綠竹筍的產季為每年的 6 ～ 9 月，是高鉀低鈉的食材，對於血壓控制有很好的幫助。搭配上黑木耳，它是富含膳食纖維的食材（7.4g ／ 100g），在眾多蔬菜中屬於前段班，可降低血膽固醇、穩定血糖、增加飽足感。

材料

綠竹筍 400g	辣椒 10g
黑木耳 200g	青蔥 30g
紅蘿蔔 30g	橄欖油 15ml
蒜頭 15g	

調味料

鹽巴 適量	醬油膏 15ml
白胡椒粉 適量	

作法

1 綠竹筍帶殼煮熟後，撈起放涼切成細絲。

2 黑木耳、紅蘿蔔切絲，蒜頭、辣椒切末，青蔥切段。

3 熱鍋後加入油，放入蒜末、辣椒爆香，加入綠竹筍絲、木耳絲、紅蘿蔔絲拌炒至熟，加入少許鹽調味。

4 起鍋前，加入白胡椒粉、醬油膏調味，再拌入蔥段即可。

安媽小叮嚀

綠竹筍除了切成細絲外，也可以切成片狀。如果使用新鮮當季的綠竹筍，可以略過燙熟的步驟，直接下鍋炒，但是記得要加入少許水，才能煮熟並釋放甜味。

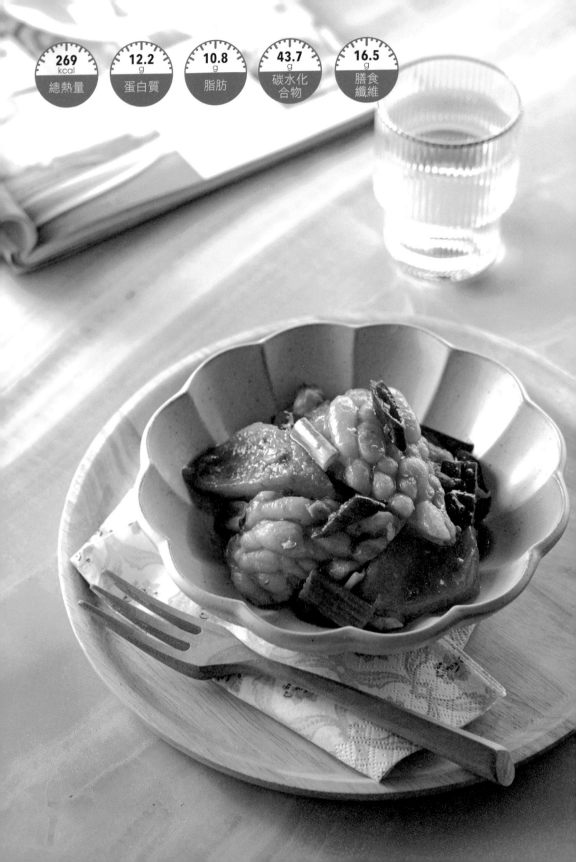

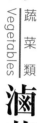

滷苦瓜

苦瓜的營養價值很高，其中葉酸（65.5ug ／ 100g）跟維生素 C（41.5mg ／ 100g）都有不錯的表現。滷苦瓜相當嫩口，很適合牙口比較不好的長者。料理的關鍵還是在於油量與醬料的控制，避免過鹹過油。

材料

苦瓜 300g	蒜頭 15g
杏鮑菇 200g	青蔥 30g
紅蘿蔔 30g	芥花油 10ml

調味料

豆瓣醬 10ml	醬油膏 15ml

作法

1 苦瓜、杏鮑菇切塊，紅蘿蔔切片，蒜頭切末，青蔥切段。

2 熱鍋後加入油，放入苦瓜、紅蘿蔔、杏鮑菇，以小火慢煎，再蓋上鍋蓋燜熟，盛起備用。

3 鍋中放入豆瓣醬、蒜末炒香後，加入醬油膏，再將所有材料下鍋，加入可覆蓋食材的水量，小火慢滷至苦瓜變軟。起鍋前，加入綠色蔥段。

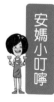

安媽小叮嚀

滷苦瓜時要用小火慢滷才會軟嫩好吃，同時避免湯汁收乾。也可以加入少許梅乾菜，能帶來更回甘的好味道，但注意分量不要過多。

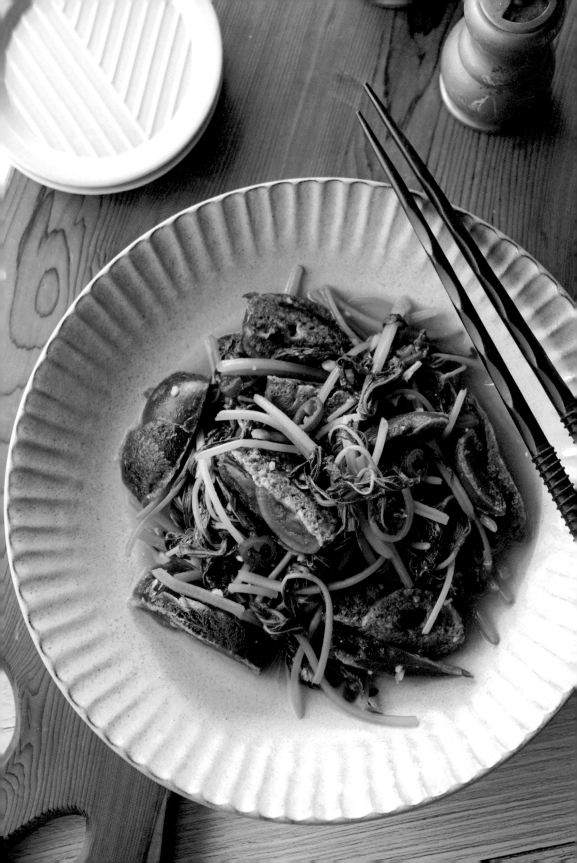

皮蛋地瓜葉

常見且價格便宜的地瓜葉，卻是相當營養的食材，膳食纖維含量高（3.3g ／ 100g），鉀、鈣、鎂、鐵，維生素 A、B 群、C 都相當豐富，同時也有護眼的葉黃素，是經濟又營養的食材，搭配皮蛋還能夠增加風味與蛋白質攝取，簡單又好吃的一道料理。

材料

地瓜葉 400g	蒜頭 15g
皮蛋 90g（2 顆）	辣椒 10g
紅蘿蔔 30g	葡萄籽油 15ml

調味料

鹽巴 適量

作法

1 地瓜葉洗淨後瀝乾水分，皮蛋切成六小瓣，紅蘿蔔切絲，蒜頭、辣椒切末。

2 熱鍋後加入油，放入皮蛋以小火慢煎至微焦，盛起備用。
   Tips 皮蛋先以小火慢煎，**更具香氣，也能避免菜湯混濁。**

3 鍋中加入蒜頭、辣椒爆香，再加入地瓜葉、紅蘿蔔拌炒，加入少許水，煮至地瓜葉熟軟再加鹽調味，最後加入皮蛋拌炒均勻，即可起鍋。

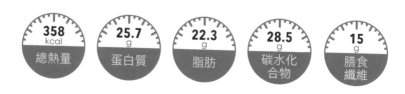

358 kcal	25.7 g	22.3 g	28.5 g	15 g
總熱量	蛋白質	脂肪	碳水化合物	膳食纖維

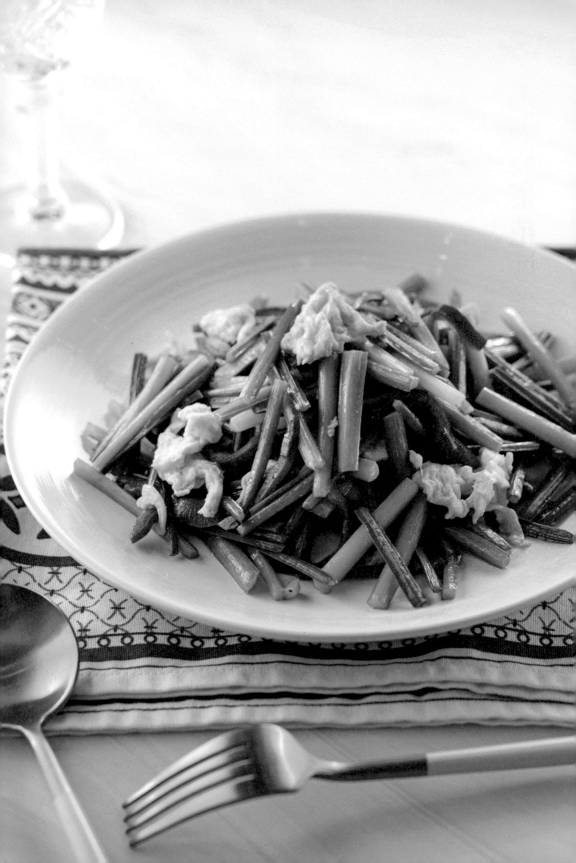

韭菜花炒蛋

　　韭菜花熱量低，富含各類礦物質與維生素之外，其植化素蒜胺酸也有很好的抗氧化能力，這是很多蔬菜當中都含有的重要物質，甚至有助於抗癌，不過要提醒的是，並非單一成分就能有神奇功效，還是要多攝取各類不同蔬菜，才能達到食療的保健功效。

材料

韭菜花 250g	青蔥 30g
雞蛋 110g（2 顆）	蒜頭 15g
紅甜椒 30g	橄欖油 15ml

調味料

鹽巴 適量	味醂 10ml

作法

1 韭菜花、青蔥切段，紅甜椒切絲，蒜頭切成末，蛋液攪打均勻。

2 熱鍋後加入油，將蛋炒至半熟，盛起備用。

3 鍋中放入青蔥、蒜頭、紅甜椒炒香，加入韭菜花、20ml的水（或高湯），再加入炒蛋拌炒。

　Tips 注意韭菜花不要炒太久，才能保持脆口。

4 加入鹽、味醂調味，即可盛盤。

379 kcal 總熱量	20.2 g 蛋白質	24.2 g 脂肪	26.6 g 碳水化合物	6.3 g 膳食纖維

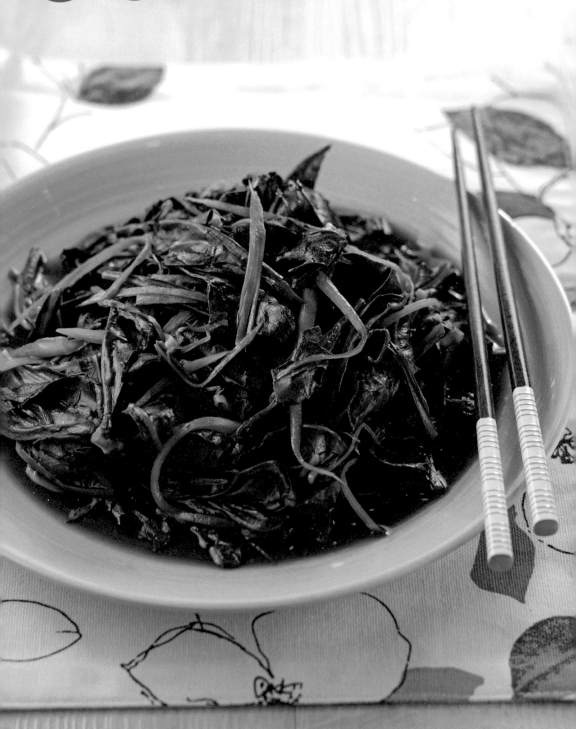

薑炒紅鳳菜

大部分的蔬菜都有著低熱量、高纖維的特性，但是有些蔬菜當中的某些營養素含量特別高，多加了解後，可以針對自己所需補充。像是紅鳳菜就是鐵質含量相當高的蔬菜（6.0mg／100g），每日建議鐵質攝取量男性是 10mg，女性為 15mg，多吃一些就可以補足每日所需的鐵質量。除了鐵質外，其中的鈣、鎂、維生素 A 也是相當豐富。

材料

紅鳳菜 400g　　　　　　　麻油 15ml

薑 40g

調味料

鹽巴 適量

作法

1　將紅鳳菜洗淨挑去粗梗，薑切成絲。

2　熱鍋後加入麻油，放入薑絲爆香，加入紅鳳菜稍微拌炒，加入少許水分，蓋上鍋蓋燜煮一下。

　　Tips 如果不喜歡麻油，也可以用一般的油品來炒。

3　加入鹽巴調味，即可起鍋。

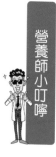

營養師小叮嚀

鐵質來源大部分都為動物性食物居多，其中鐵質的形式包含血基質鐵，吸收率較高；植物性來源則稱為非血基質鐵，吸收率較低，這也是為什麼素食者常會出現貧血的原因，所以一定要特別注意補充。多食用紅鳳菜，對於素食者是很好的選擇。

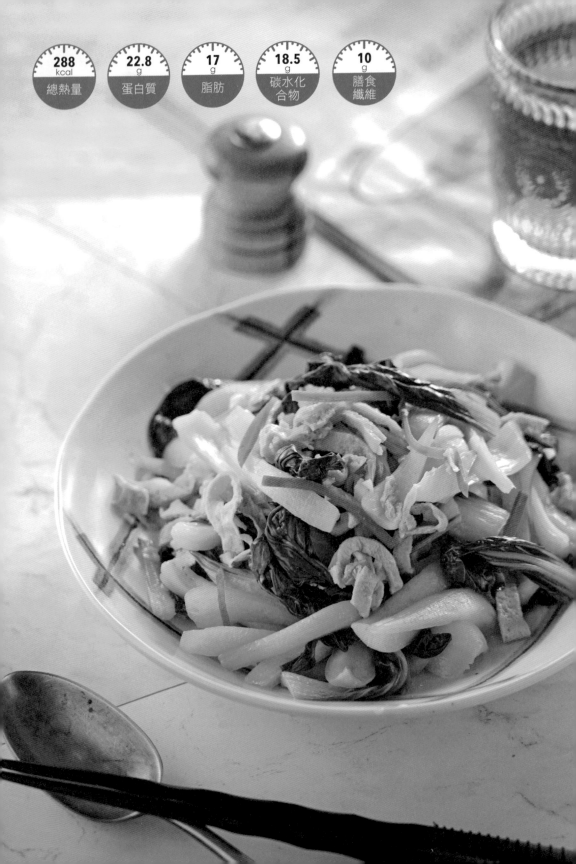

288
kcal
總熱量

22.8
g
蛋白質

17
g
脂肪

18.5
g
碳水化合物

10
g
膳食纖維

青江菜炒豆皮

青江菜是隨處可見的蔬菜，雖然平凡卻很營養，其中的鈣質含量相當不錯（142mg ／ 100g），對於骨骼、睡眠、心肌收縮都是很重要的一個營養素。葉酸（85.9ug ／ 100g）含量也相當高，建議孕期女性多加補充，可以預防新生兒神經管缺陷，還含有對黏膜健康有幫助的維生素 A。這道料理加入了豆皮，能增加植物性蛋白的攝取。

材料

青江菜 300g	蒜頭 15g
豆皮 60g	葵花油 10ml
紅蘿蔔 30g	

調味料

鹽巴 適量

作法

1 青江菜洗淨切段，紅蘿蔔、豆皮切絲，蒜頭切末。

2 熱鍋後加入油，放入豆皮以小火慢炒至微焦，加鹽調味後盛起備用。

3 熱鍋後加入油，放入蒜末爆香，加入紅蘿蔔拌炒，再放入青江菜莖的部分拌炒，炒至快熟時加入葉子部分。

   Tips 青江菜的莖可以切成細絲先下鍋，再下葉子拌炒，能讓熟度比較一致，油也可以一匙分兩次加入，以控制油量。

4 放入豆皮拌炒，加鹽調味即可起鍋。

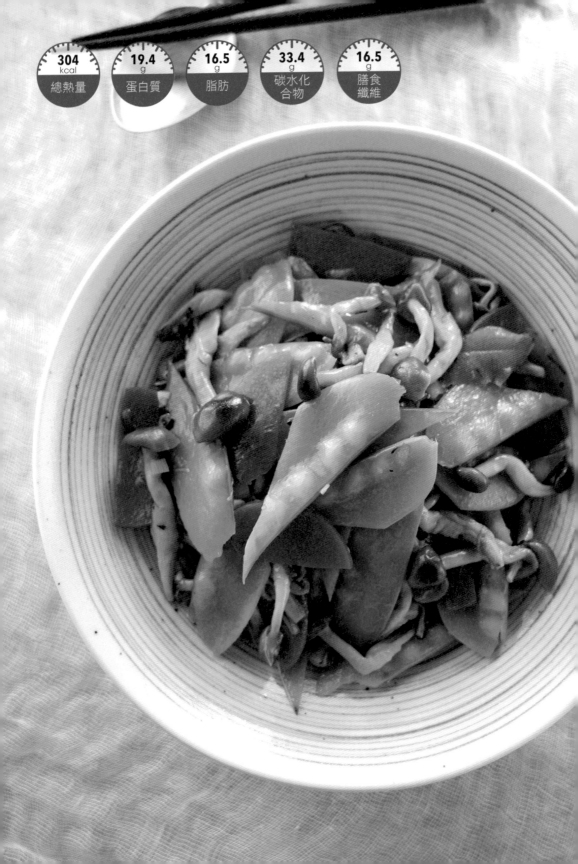

304 kcal	19.4 g	16.5 g	33.4 g	16.5 g
總熱量	蛋白質	脂肪	碳水化合物	膳食纖維

鴻喜菇炒荷蘭豆

　　荷蘭豆是豌豆的改良品種，豆莢較扁，豆仁較小，在營養成分上，100 公克的熱量僅有 27 卡，其中有 3.7 公克的蛋白質，而其中葉酸與維生素 C 的含量比較高。鴻喜菇富含寡糖、膳食纖維、多醣體，都是很好的營養素，同時菇類也含有礦物質硒，對於體內的抗氧化也很有幫助。

材料

荷蘭豆 300g	蒜頭 15g
鴻喜菇 200g	葡萄籽油 15ml
紅蘿蔔 40g	

調味料

鹽巴 適量

作法

1 荷蘭豆洗淨摘除兩頭與粗絲，紅蘿蔔切片，蒜頭切末。

2 熱鍋後，乾煎鴻喜菇至水分收乾，盛起備用。

3 熱鍋後加入油，加入蒜末爆香，加入紅蘿蔔拌炒一下，再加入荷蘭豆稍微拌炒，加鹽調味，並加入少許水。

4 加入鴻喜菇拌炒至熟，即可起鍋。

Tips 鴻喜菇也可以自行替換成杏鮑菇、蘑菇。

PART 8
湯品料理

在我們家的餐桌上，每天都會有不同變化的湯品料理，
不僅暖胃暖心，還能帶來飽足感、補充不足的營養素。
學會 9 道湯品料理，為你的餐盤營養加分。

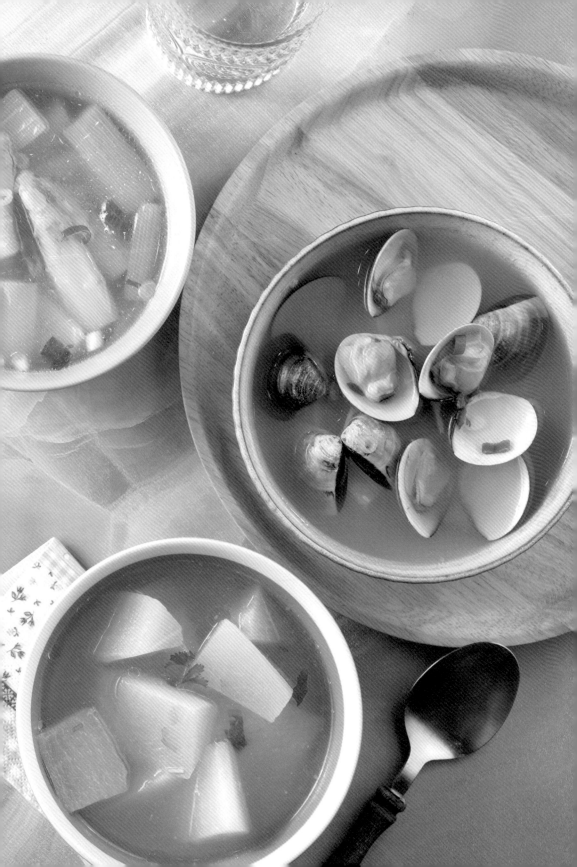

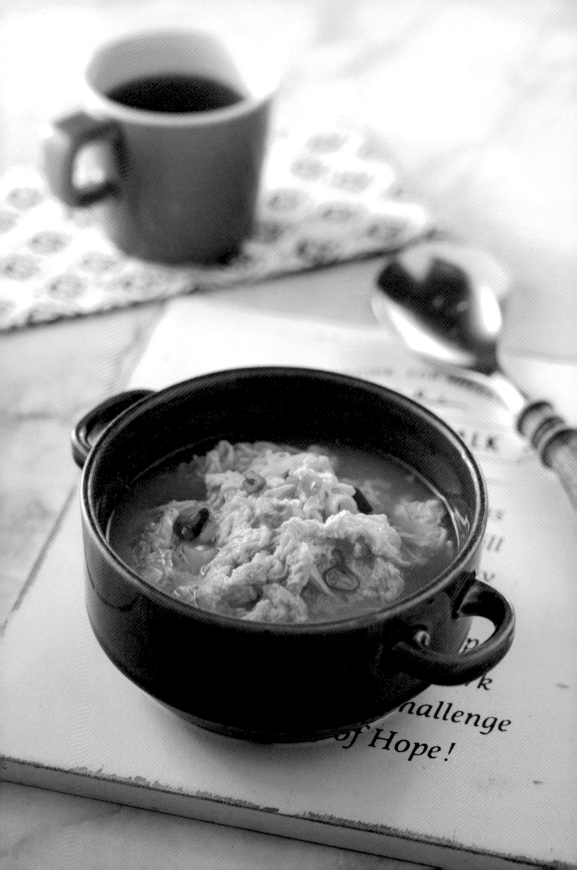

豆皮蛋花湯

蛋花湯原本就是我們家餐桌的常客，加入豆皮一起享用，就能一次攝取到兩種不同的蛋白質來源。牙口不好的長輩如果想補充蛋白質，以湯品方式料理也比較容易入口。

如果喝了補充蛋白質的湯品，就要把當餐的蛋白質分量扣掉，才不會讓熱量超標，這也是為什麼在本書中，蛋白質湯品料理會少一些。不過，將富含蛋白質的湯品做為下午一小餐的營養補充，也是不錯的選擇。

材料

豆皮 150g	青蔥 30g
雞蛋 220g（4 顆）	香菜 20g
紅蘿蔔 30g	水 1200ml

調味料

鹽巴 適量	香油 5ml

作法

1 紅蘿蔔切細絲，香菜切末，青蔥切蔥花。

2 豆皮切細絲，與雞蛋混合攪拌均勻。

　Tips 豆皮要選擇第一道製程的產品，品質會比較好。

3 煮一鍋水，水滾後加入豆皮蛋液，再加入紅蘿蔔絲、香菜，以香油、鹽調味，起鍋前撒上蔥花即可。

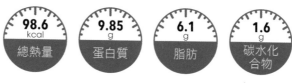

98.6 kcal 總熱量　9.85 g 蛋白質　6.1 g 脂肪　1.6 g 碳水化合物

* 一碗 240ml

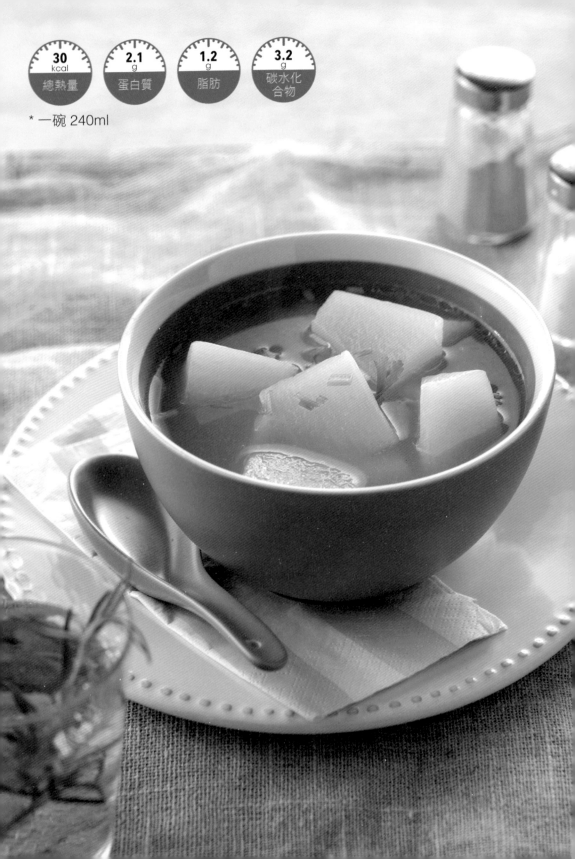

蘿蔔湯

「冬吃蘿蔔夏吃薑」，是先人的養生智慧，以現代營養學來看，其實也挺有道理的，補充當季新鮮的食材，是我們遵循的飲食指南之一。白蘿蔔屬於蔬菜類，熱量低，還含有許多抗氧化的營養成分，像是含硫化合物，糖苷類等，對健康有很大的幫助。

以蔬菜為主要食材的湯品就比較不用擔心熱量超標，只要適量，就能安心享用。這道湯品的重點在於排骨的分量，完全不放會少了點滋味，所以安媽只用了以往四分之一的分量烹煮，增添適量風味。

材料

排骨 70g

白蘿蔔 600g

香菜 40g

水 1200ml

調味料

鹽巴 適量

作法

1 白蘿蔔切塊，香菜切末。

2 以熱水將排骨汆燙，再洗淨備用。

3 另煮一鍋水，水滾放入排骨、白蘿蔔，以中火燉煮約 20 分鐘至蘿蔔軟嫩，再加鹽調味。

   Tips 排骨放入後，要將表面的排骨渣撈起，讓湯更為清澈美味，也能減少油量攝取。

4 起鍋前，撒上香菜提味即可。

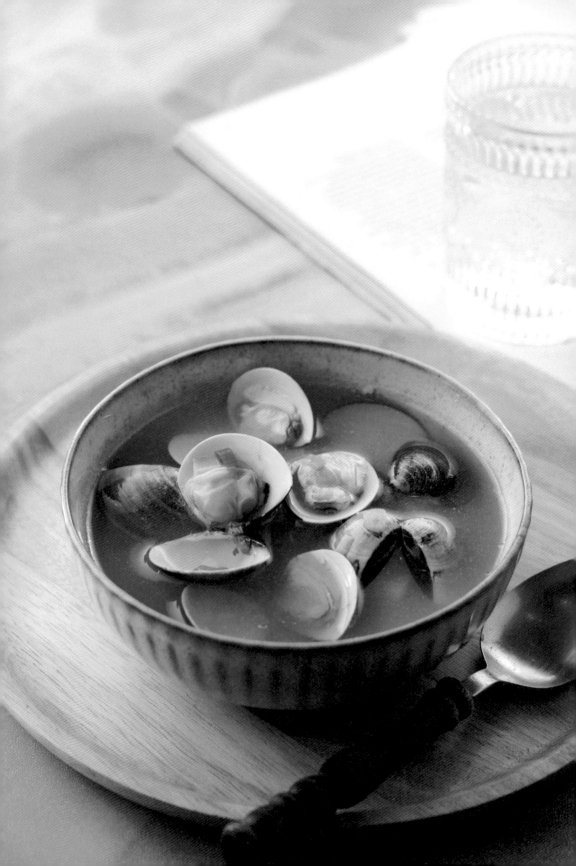

薑絲蛤蠣湯

蛤蠣熱量低，含有礦物質「硒」，這是自然界食材中較為珍貴的成分，對於認知與免疫功能有很多益處。蛤蠣的鐵質含量高，每 100g 有 8.2mg（成人每日需求男性 10mg、女性 15mg），而維生素 B12 的含量也相當高，對於神經系統有很大的幫助。

雖然蛤蠣含有多種很好的營養成分，還仍需適量攝取，營養需要走在中庸之道，剛剛好就好。

材料

蛤蠣 400g	香菜 40g
薑 50g	水 1200ml
青蔥 30g	

調味料

鹽巴 適量	香油 10ml

作法

1 薑切成絲，青蔥切蔥花，香菜切末。
2 將水煮滾，放入蛤蠣，加入薑絲、鹽巴調味，起鍋前加入蔥花、香菜、香油。

   Tips 蛤蠣殼一打開馬上撈起來，可避免煮過老，影響口感。

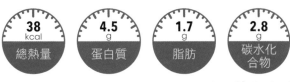

38 kcal 總熱量	4.5 g 蛋白質	1.7 g 脂肪	2.8 g 碳水化合物

* 一碗 240ml

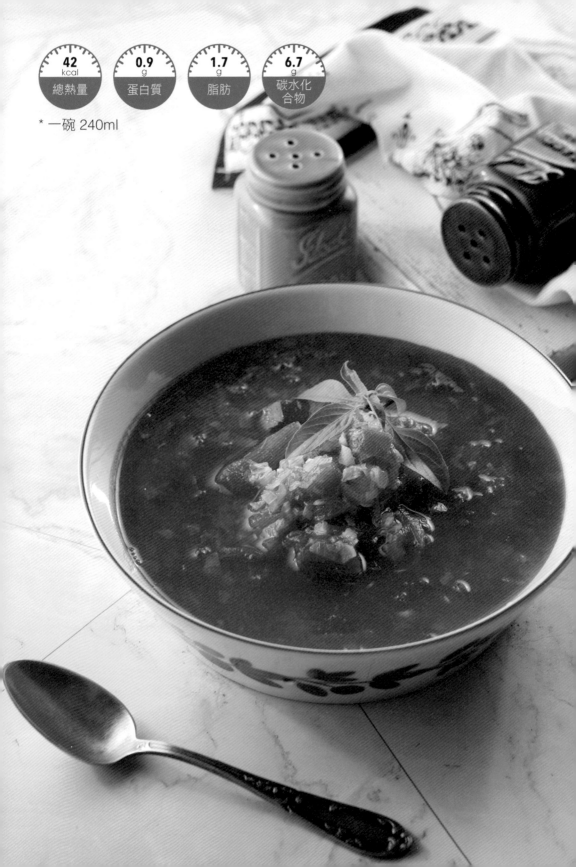

42 kcal	0.9 g	1.7 g	6.7 g
總熱量	蛋白質	脂肪	碳水化合物

* 一碗 240ml

番茄蔬菜湯

　　這是我們家餐桌最常出現的湯品之一，可以連續喝好幾天都不會膩，酸酸甜甜的好滋味，也是阿環小姐的最愛。

　　番茄富含茄紅素，具抗氧化能力，對心血管也有很大的幫助，還能夠保護細胞不受自由基的攻擊，增強體內正常的生理功能。一般營養素受熱容易被破壞，但是茄紅素加熱後反而更容易被人體吸收利用。而且茄紅素屬於脂溶性營養素，與油脂一起烹調後的吸收率會更好。

材料

牛番茄 400g	水 1200ml
洋蔥 200g	玄米油 15ml
高麗菜 200g	

調味料

鹽巴 適量	味醂 20ml

作法

1 牛番茄切塊，洋蔥切小丁，高麗菜切末。

2 熱鍋後加入油，將洋蔥炒至熟透，加入番茄炒至糊狀，再加入水以大火煮滾。

3 加入高麗菜末，以中火煮至湯汁濃稠，加入鹽巴、味醂調味即可。

Tips 可以一次煮多一點冷凍起來，方便隨時退冰享用。加點蒟蒻麵、打個蛋，就是方便又營養的一餐。

料理示範影片
（見 8 分 57 秒處）

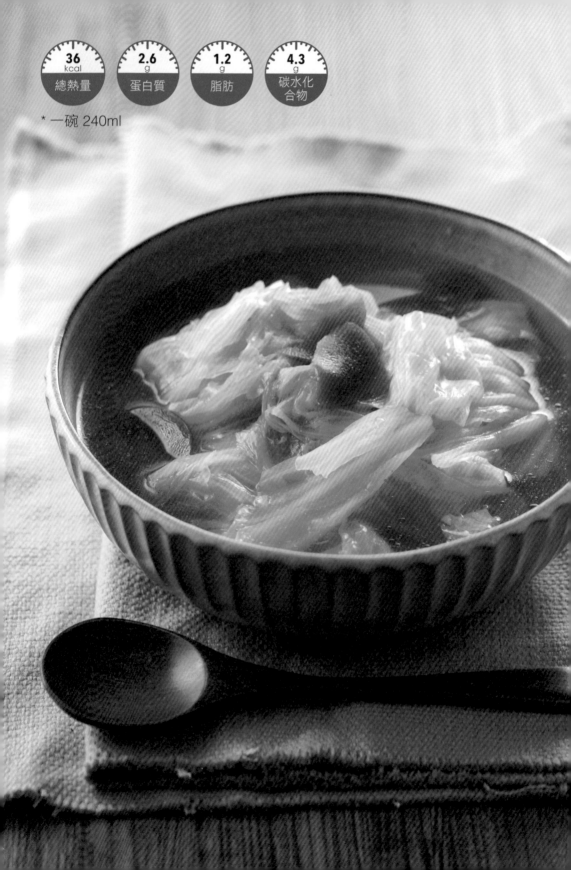

| **36** kcal 總熱量 | **2.6** g 蛋白質 | **1.2** g 脂肪 | **4.3** g 碳水化 合物 |

* 一碗 240ml

高麗菜湯

簡簡單單的高麗菜湯，說來也沒什麼技巧，但只要出現在餐桌上，就能增加蔬菜的攝取量。各種蔬菜湯也是我們家常出現的料理，主要是因為阿環小姐牙口不好，吃東西習慣配湯，所以才會有各式湯品的出現。

高麗菜能補充鈣質，也能補充維生素 C，平常蔬菜量不夠，或者牙口不好的人非常適合用這道高麗菜湯補足纖維。

材料

排骨 70g

紅蘿蔔 100g

高麗菜 600g

水 1200ml

調味料

鹽巴 適量

作法

1 高麗菜切成適口大小，紅蘿蔔切小塊。

2 以熱水將排骨汆燙，再洗淨備用。

3 另煮一鍋水，水滾放入排骨、紅蘿蔔，以中火燉煮約 20 分鐘。

  Tips 排骨放入後，要將表面的排骨渣撈起，讓湯更為清澈美味，也能減少油量攝取。

3 放入高麗菜，再煮 20 分鐘，加入鹽巴調味即可起鍋。

  Tips 先煮紅蘿蔔跟排骨，再放入高麗菜，可避免高麗菜過軟影響口感。

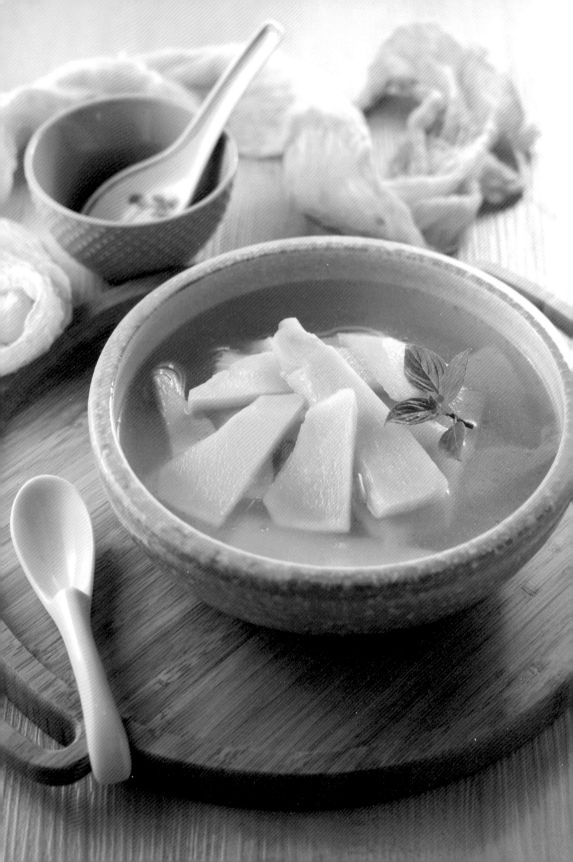

綠竹筍湯

只要到了綠竹筍的產季，我們家餐桌上就會出現各式各樣的筍料理，煮成湯品也是其中的一種。只要利用當季新鮮的食材，簡單料理就好吃。

綠竹筍的最大優點，就是能補充高膳食纖維。對於每天纖維量攝取嚴重不足的人，可多利用這個好食物。

材料

排骨 70g　　　　　　　　水 1200ml

綠竹筍 600g

調味料

鹽巴 適量

作法

1 以熱水將排骨汆燙，再洗淨備用。

2 綠竹筍切成片狀。

3 在鍋中放入冷水、綠竹筍與排骨，先以大火煮至水滾再轉中火，再續煮約 30 分鐘，加鹽調味即完成。

> **Tips** 以冷水煮綠竹筍，可避免煮過老，影響口感。記得將表面的浮渣撈起。

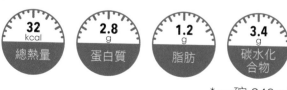

32 kcal	2.8 g	1.2 g	3.4 g
總熱量	蛋白質	脂肪	碳水化合物

* 一碗 240ml

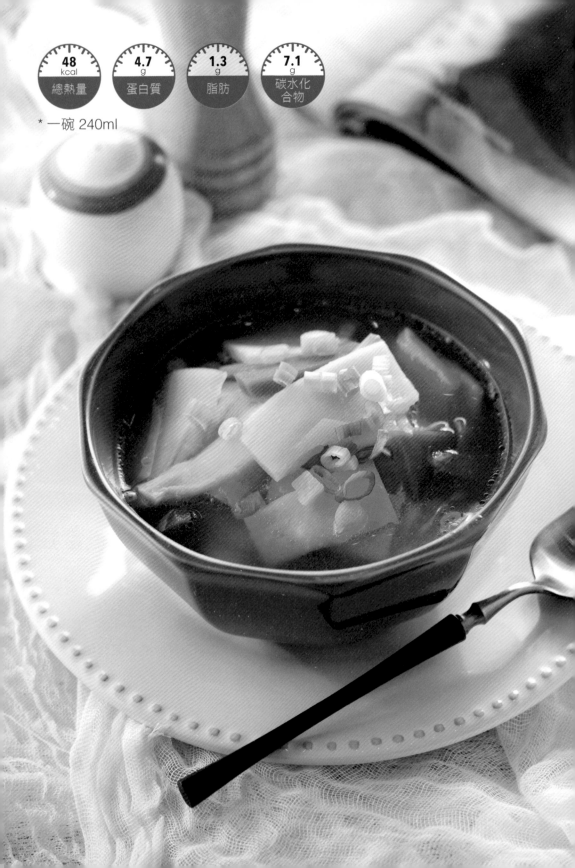

48 kcal	4.7 g	1.3 g	7.1 g
總熱量	蛋白質	脂肪	碳水化合物

* 一碗 240ml

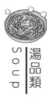

脆筍湯

　　脆筍其實是醃漬食品，因此烹煮中可以不用再加鹽巴調味，避免鈉含量過高。在購買的時候，也要注意盡量挑選不添加防腐劑的脆筍，且要向有信譽的商家購買。雖然食品添加物並非都是缺點，但能減少攝取頻率與分量還是對健康比較好。

材料

排骨 70g	青蔥 30g
脆筍 150g	水 1200ml
紅蘿蔔 100g	

調味料

鹽巴 適量

作法

1 脆筍切成片，紅蘿蔔切小塊，青蔥切蔥花。

2 以熱水將排骨汆燙，再洗淨備用。

3 以熱水將脆筍汆燙，洗淨後泡水約 30 分鐘。

4 煮一鍋水，水滾後放入排骨、紅蘿蔔、脆筍，以中火燉煮約 40 分鐘。

　Tips 脆筍耐煮，可與排骨一同放入，也可以加一點鹹菜提味。

5 關火前，撒上鹽調味，撒上蔥花即可。

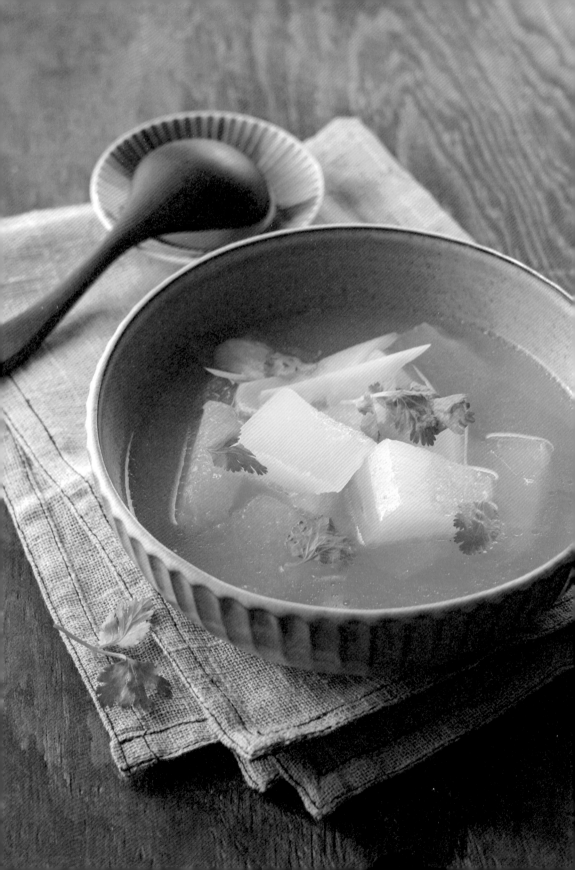

冬瓜湯

冬瓜熱量低，水分含量高，含有礦物質鉀，可利尿消水腫，非常適合減脂中的人食用。對牙口不好的長輩來說，也是相當好入口的食材。另外，冬瓜的膳食纖維不算太高，即使是腸胃不好的人也能輕鬆食用。

材料

排骨 70g

冬瓜 600g

薑 40g

香菜 30g

水 1200ml

調味料

鹽巴 適量

作法

1 冬瓜切塊，薑成切絲，香菜切末。

2 以熱水將排骨汆燙，再洗淨備用。

2 煮一鍋水，水滾後放入排骨、冬瓜、薑絲，以中火燉煮約 30 分鐘。

3 加入鹽巴調味，撒上香菜即可。

Tips 冬瓜是夏天的食材，只要當季新鮮，簡單調味就美味。

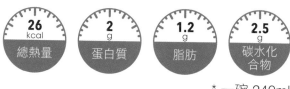

26 kcal 總熱量	2 g 蛋白質	1.2 g 脂肪	2.5 g 碳水化合物

* 一碗 240ml

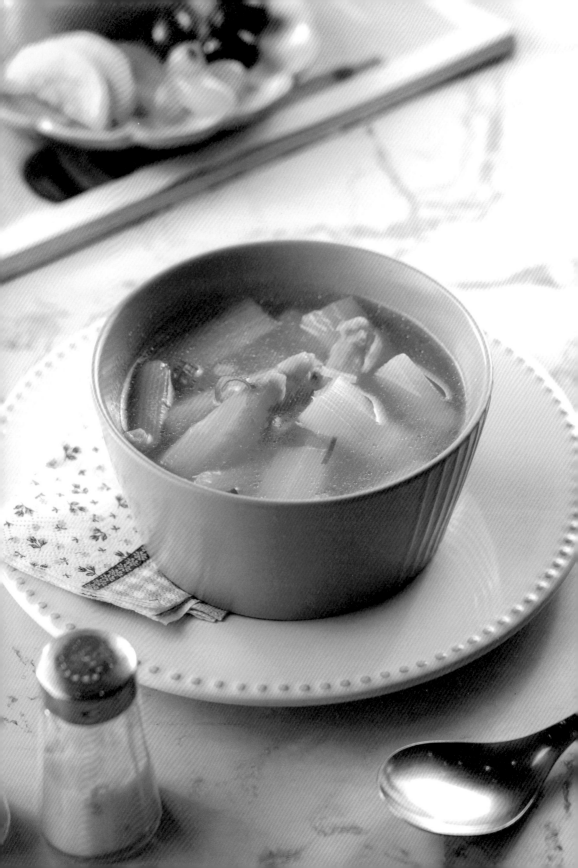

白蘆筍湯

綠蘆筍與白蘆筍其實是同一種植物，只是種植方式不同，所以呈現出不同的顏色。白蘆筍因缺乏陽光照射，種植工法比較繁瑣，因此價格也比較高。

雖然綠蘆筍的維生素 A、E，還有鈣質表現稍高一些，但白蘆筍有著低熱量的優點，並含有維生素 B 群、C 等豐富營養素，也是非常好的食材。其實食物沒有絕對的好與壞，平均的多樣化攝取對身體才是最好的。

材料

排骨 70g	青蔥 40g
白蘆筍 600g	水 1200ml

調味料

鹽巴 適量

作法

1 白蘆筍削皮切成段，青蔥切成蔥花。

2 以熱水將排骨汆燙，再洗淨備用。

3 煮一鍋水，水滾後加入排骨，以中火燉煮約 20 分鐘，再加白蘆筍煮約 15 分鐘。

3 加入鹽巴調味，撒上蔥花即可。

Tips 白蘆筍是夏天的食材，臺灣雲林就有種植，無論是煮湯或拌炒都很美味。

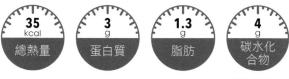

35 kcal	3 g	1.3 g	4 g
總熱量	蛋白質	脂肪	碳水化合物

* 一碗 240ml

PART 9
百卡點心料理

執行 168 的日子裡，兩餐之間如果有點小餓時，

不妨來點百卡點心料理吧。

以乳品類、堅果類食材打成飲品，或是具有口感的沙拉料理，

都能滿足口腹之慾，同時控制熱量。

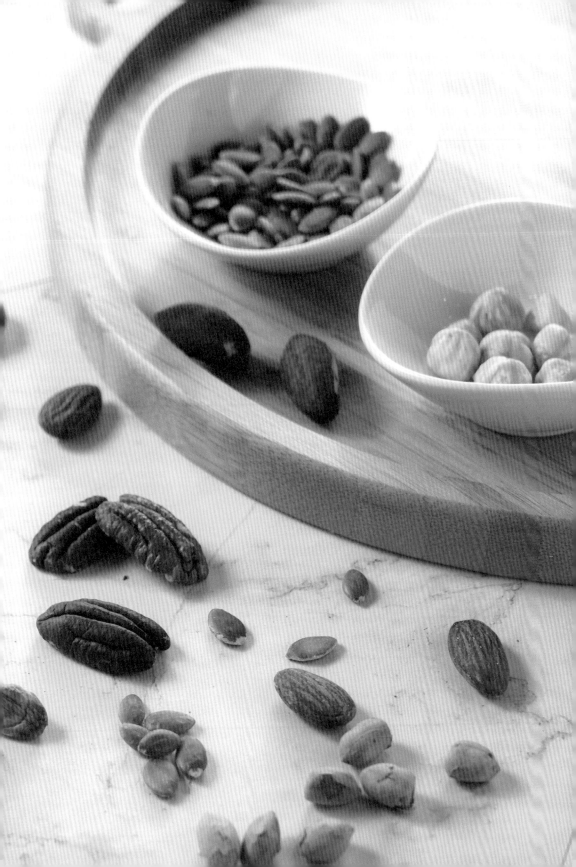

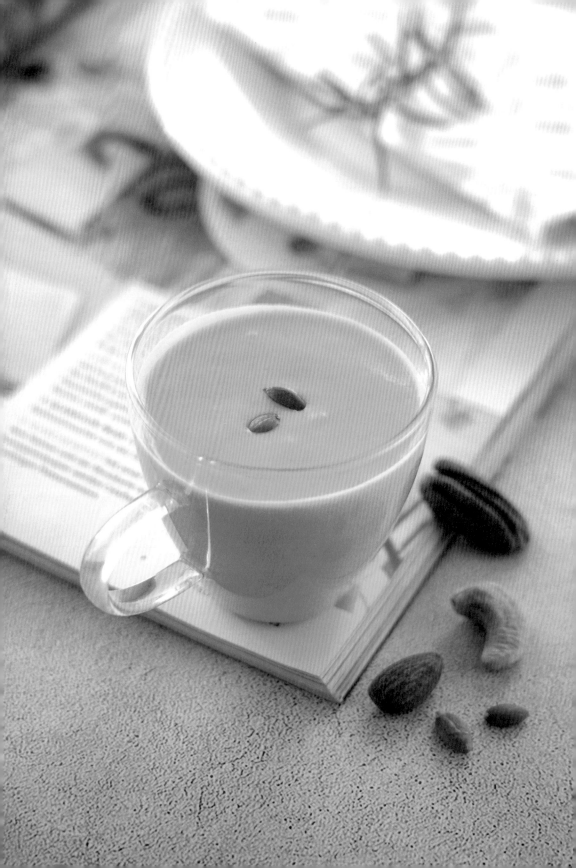

南瓜堅果飲

我們常會聽到某些食物富含多種營養素，對身體很有幫助，或是有某些食物成分不適合吃，不過這樣的說法往往都少了一個關鍵，那就是「到底該吃多少才適當」。食材比例和分量才是所有飲食問題的核心關鍵。

執行 168 的日子當中，會在兩餐之間規劃一道下午的小點心，除了增加飽足感，也可補充不同的營養素。南瓜屬於低 GI 的食材，也富含膳食纖維，雖然屬於碳水化合物，但只要控制好分量即可。堅果是好的油脂來源，牛奶則提供蛋白質以及鈣質等豐富的營養素，打成乳飲，就是一道很好的補給點心。

材料（約 500ml）

南瓜 100g	水 70ml
牛奶 300ml	綜合堅果 10g

作法

1 將南瓜蒸熟。

   Tips 南瓜可以一次大量蒸熟冷凍保存，方便隨時使用。

2 將蒸熟南瓜和所有食材放入調理機，混合攪打均勻即可。

   Tips 濃稠度可以自行調整，想要稀一點就多加點水。

159 kcal	6.5 g	8.2 g	16.9 g	1.6 g
總熱量	蛋白質	脂肪	碳水化合物	膳食纖維

* 每杯 240ml

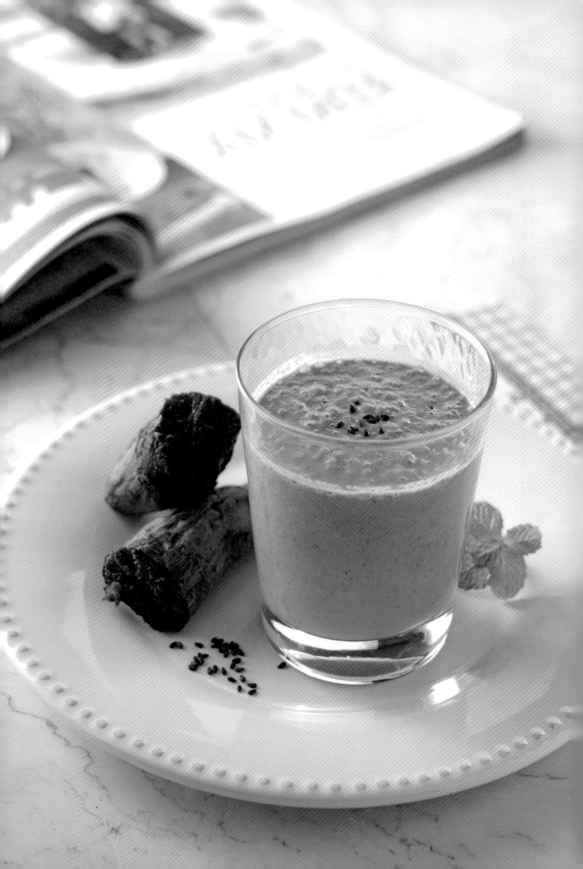

紫薯燕麥芝麻奶

　　地瓜、燕麥富含膳食纖維，但仍屬於碳水化合物，需要適量攝取；黑芝麻能夠提供不飽和脂肪酸、芝麻多酚，但屬於油脂類，熱量比較高，也需要控制分量，才能喝得健康。

　　飲品的澱粉種類可以自行替換，像是南瓜、地瓜、芋頭等都是天然好食材，輪流變化還可吃到不同的營養素。

材料（約 500ml）

紫地瓜 75g	牛奶 300ml
燕麥 25g	水 50ml
黑芝麻 10g	

作法

1 將紫地瓜蒸熟。

　　Tips 地瓜蒸熟後可以冷凍備用，隨時取出打成飲品，相當方便。

2 將蒸熟紫地瓜、所有食材放入調理機，混合攪打均勻。

198 kcal 總熱量	6.8 g 蛋白質	9.1 g 脂肪	23.7 g 碳水化合物	2.3 g 膳食纖維

＊每杯 240ml

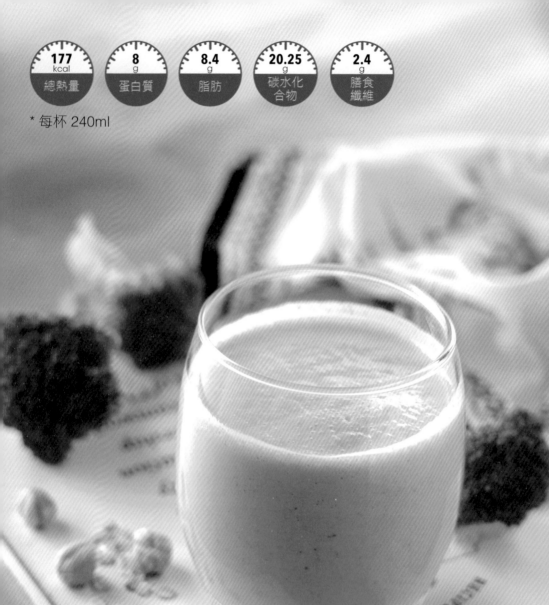

177 kcal	**8** g	**8.4** g	**20.25** g	**2.4** g
總熱量	蛋白質	脂肪	碳水化 合物	膳食 纖維

* 每杯 240ml

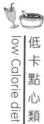

綠拿鐵

　　綠拿鐵並沒有特定的材料或比例，每個人都能設計自己的配方，也可以視個人喜好調整食材內容。不過我會在意營養素的比例均衡，所以選擇的原料必需要能提供三大營養素以及膳食纖維，像是香蕉、燕麥提供碳水化合物；花生提供好的油脂來源，其菸鹼酸也相當豐富；花椰菜提供植化素以及膳食纖維；牛奶提供蛋白質以及各種維生素。只要確立方向，再搭配各種食材的比例，營養好喝的綠拿鐵就完成了。

材料（約 500ml）

花椰菜　100g	花生　10g
香蕉　50g	牛奶　300ml
燕麥　20g	

作法

1 將花椰菜仔細洗淨，加入熱水氽燙，再撈起泡於冰水中。
2 將所有食材放入調理機，混合攪打均勻即可。

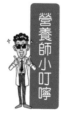

營養師小叮嚀

許多人剛開始喝綠拿鐵時，會擔心菜味太重，建議可以先提高水果的比例，再循序漸進將蔬菜比例拉高。但千萬別忘記控制總量，不要變成甜甜的果汁了。

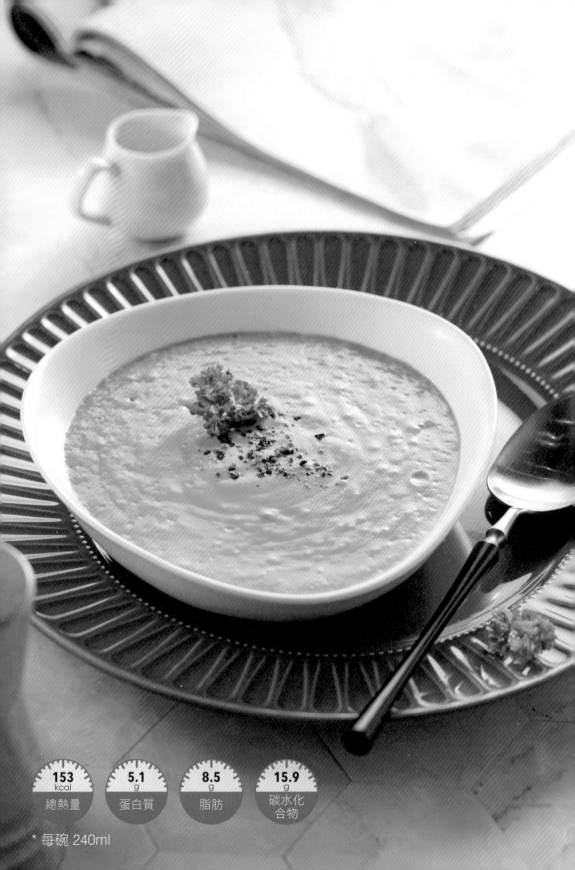

153 kcal	**5.1** g	**8.5** g	**15.9** g
總熱量	蛋白質	脂肪	碳水化 合物

* 每碗 240ml

蘑菇濃湯

蘑菇濃湯怎麼會出現在點心當中呢？濃湯通常不是熱量比較高，減重期也可以喝嗎？只要適當控制分量，當然可以喝！蘑菇濃湯所用的食材包含三大營養素以及膳食纖維，特別注意油的用量，就能避免熱量超標。

使用 168 斷食餐盤，正餐攝取的熱量約為 550～700 卡，兩餐之間加上 200 卡左右的小餐，一天的攝取量約為 1300～1600Kcal，在享用點心之餘，也能保持熱量缺口。

材料（750ml）

馬鈴薯 50g	牛奶 300ml
洋蔥 120g	蒜頭 5g
蘑菇 300g	初榨橄欖油 10ml
腰果 15g	

調味料

鹽巴 適量	黑胡椒粉 適量

作法

1 將馬鈴薯蒸熟。

2 蘑菇切對半，洋蔥切碎、蒜頭切末。

3 熱鍋後加入油，加入蒜末、蘑菇、洋蔥，以小火拌炒至熟，加入牛奶煮熱。

   Tips 由於用油量較少，要有耐心把菇的香味炒出來，才會好吃。也可以在炒完蘑菇後再稍微烘烤，會帶出更多美味。

4 將所有食材加入調理機，加入鹽巴、黑胡椒粉，攪打均勻即完成。

   Tips 食材可以依比例調整分量的多寡。

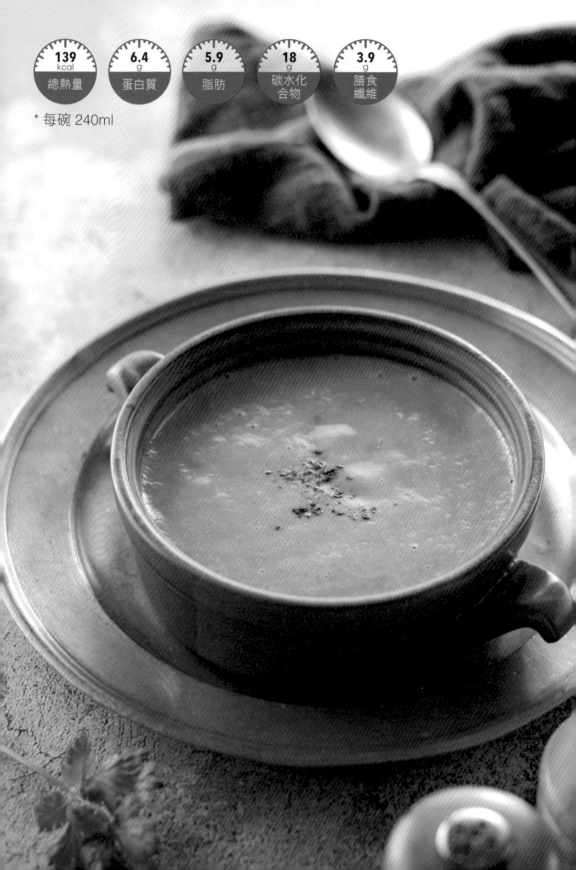

139 kcal	6.4 g	5.9 g	18 g	3.9 g
總熱量	蛋白質	脂肪	碳水化合物	膳食纖維

* 每碗 240ml

馬鈴薯番茄湯

這道馬鈴薯番茄湯當中，除了使用馬鈴薯、堅果外，還添加了毛豆，可以增加蛋白質以及膳食纖維的攝取量，加上牛番茄可以提供豐富的茄紅素，只要控制好分量，就是一道營養方便的點心。

材料（約 750ml）

馬鈴薯 150g	腰果 15g
洋蔥 60g	毛豆 80g
牛番茄 200g	初榨橄欖油 10ml
紅蘿蔔 60g	熱水 200ml

調味料

鹽巴 適量	黑胡椒粉 適量

作法

1 將馬鈴薯蒸熟，毛豆煮熟。

   Tips 毛豆可一次大量煮起來並冷凍備用，使用時更為方便。

2 洋蔥、牛番茄、紅蘿蔔切小塊，再抹上少許油，放入烤箱烤 10 分鐘。

   Tips 也可以用小火耐心慢煎至食材香味出來再攪打，成品會更美味。

3 將所有食材、調味料加入調理機，攪打均勻即完成。

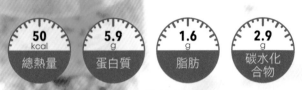

50 kcal	5.9 g	1.6 g	2.9 g
總熱量	蛋白質	脂肪	碳水化合物

* 半顆蛋白＋馬鈴薯沙拉餡料 50g

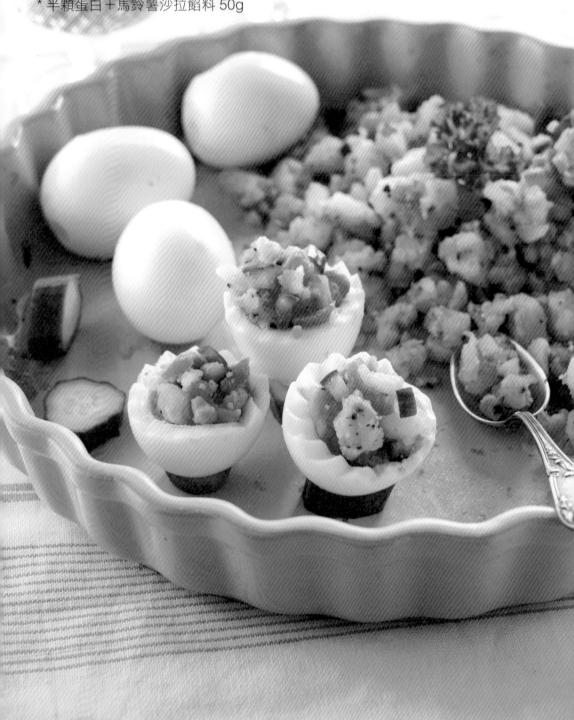

馬鈴薯沙拉

　　這道馬鈴薯沙拉是安媽神來一筆的創作，能一次補充碳水化合物、蛋白質、油脂，還有鈣質等營養成分。馬鈴薯其實是很好的食材，不僅是優質的碳水化合物來源，本身不含脂肪以及膽固醇，維生素 C 含量很豐富，鈉含量卻很低，只要搭配適當的料理方式，就能吃到營養美味。這道料理當中還加入起司，能夠補充鈣質，還有可以補充完全蛋白的雞蛋，和增加蔬菜量的小黃瓜。

材料

馬鈴薯 250g	雞蛋 220g（4 顆）
紅蘿蔔 40g	起司 25g
小黃瓜 50g	

調味料

鹽巴 適量	黑胡椒粉 適量

作法

1 小黃瓜切成小丁狀，加入鹽抓醃一下，待出水後將水倒掉，並用冷水浸泡一下，再瀝乾水分。

2 將馬鈴薯、紅蘿蔔放入鍋中蒸熟。煮到一半時，放入生雞蛋蒸成白煮蛋，更為省時。

3 將步驟 2 的白煮蛋放涼後剝殼，對半切後切出蛋黃備用。

4 步驟 2 蒸熟的馬鈴薯、紅蘿蔔加入鹽巴、黑胡椒調味，接著再加入起司和步驟 3 的蛋黃，拌勻後放入烤箱，以 170度烤 40 分鐘。

5 烤好後，加入步驟 1 的小黃瓜拌勻，放入挖空的蛋白或蘿蔓葉上享用。

   Tips 沙拉吃不完可以放於冰箱冷凍，下次要吃再用乾鍋炒過。

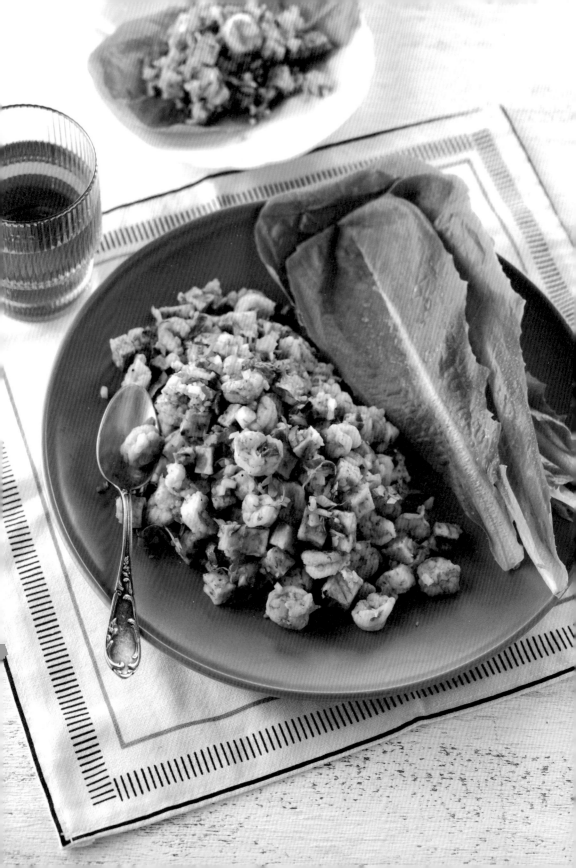

芋頭蝦鬆

這道料理的碳水來源，選用了安媽愛吃的芋頭；蛋白質來源則是蝦仁以及雞蛋，再加上生菜、綠竹筍以及香菜，提供膳食纖維。荸薺主要是用來增加口感，但它屬於碳水高的食材，所以不能加太多喔！

材料

芋頭 200g	香菜 20g
蝦仁 300g	生菜 200g
綠竹筍 150g	初榨橄欖油 15ml
荸薺 30g	

調味料

鹽巴 適量	黑胡椒粉 適量

作法

1 芋頭、綠竹筍、荸薺去皮切成小塊，香菜切末。

> **Tips** 荸薺有時候比較難買，而且要新鮮的才好吃，回來還要自己削皮，比較麻煩，如果不放也沒關係。

2 熱鍋加入油，以小火將芋頭慢炒至有香氣，盛起備用。

3 熱鍋加入油，加入蝦仁、綠竹筍、荸薺炒熟，再加入芋頭、鹽、胡椒拌炒，起鍋前加入香菜。

4 將芋頭蝦鬆放在生菜上，即可享用。

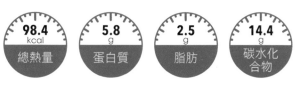

98.4 kcal 總熱量	5.8 g 蛋白質	2.5 g 脂肪	14.4 g 碳水化合物

* 一片生菜搭配芋頭蝦鬆 100g

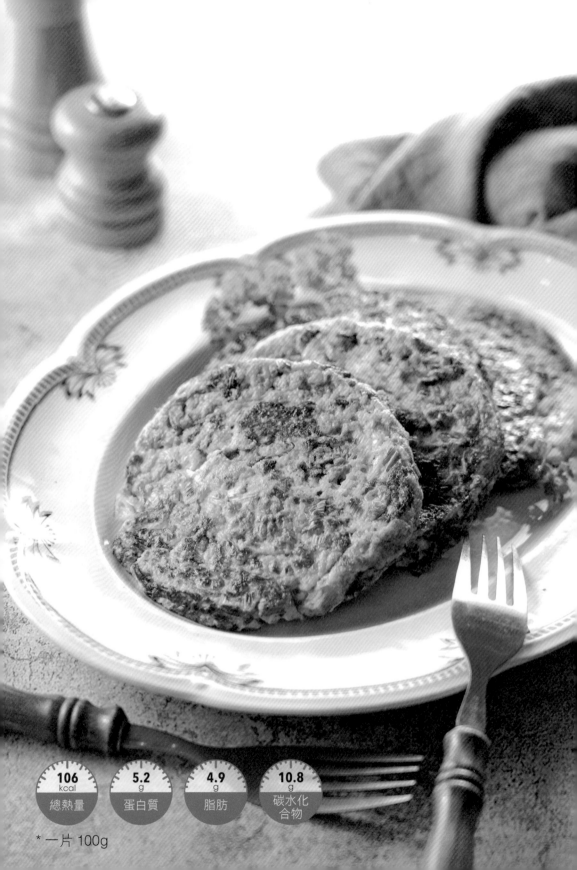

106 kcal	**5.2** g	**4.9** g	**10.8** g
總熱量	蛋白質	脂肪	碳水化合物

* 一片 100g

山藥蛋餅

　　安媽是我們家開發菜色的最大功臣，有一天我告訴她山藥是不錯的食材，她就突發奇想做出來這道山藥蛋餅。

　　山藥含有黏多醣（Mucilage），可以參與體內的免疫調節以及抗氧化，對於肺部功能有很大的幫助。雞蛋富含蛋白質，是構成免疫球蛋白等體內調節免疫功能的重要元素，可以抵抗細菌病毒的入侵。這道蛋餅當中，還加入洋蔥、青蔥、香菜等蔬菜，提升口感，同時增加植化素的攝取。

材料（約可做 6 片）

山藥 300g	青蔥 30g
雞蛋 165g（3 顆）	香菜 20g
洋蔥 60g	酪梨油 15ml

調味料

鹽巴 適量	黑胡椒粉 適量

作法

1 山藥磨成泥，洋蔥、青蔥、香菜切成末。

2 熱鍋後加入油，放入洋蔥末炒香，再放入蔥末、香菜末稍微拌炒後盛盤。

3 放入所有食材與山藥泥、雞蛋混合攪拌均勻，加入鹽、胡椒粉調味。

4 熱鍋後加入油，放入山藥泥蛋液，將兩面煎熟即可。

　　Tips 這道蛋餅沒有加入麵粉，所以比較不好成形，在翻面的時候可以用盤子倒扣的方式，會比較好製作。

HealthTree
健康樹　健康樹 161

Sunny 營養師的 168 斷食瘦身餐盤

6 大類食物 × 95 道家常料理，不挨餓的超強必瘦攻略

作　　　者	Sunny 營養師（黃君聖）
料 理 設 計	安媽
總 編 輯	何玉美
主　　　編	紀欣怡
編　　　輯	謝宥融
攝　　　影	力馬亞文化創意社
插　　　畫	鐘仁杰 Bob
封 面 設 計	張天薪
內 文 排 版	theBAND · 變設計—Ada
校　　　對	張秀雲、謝惠鈴

出 版 發 行	采實文化事業股份有限公司
行 銷 企 劃	陳佩宜 · 黃于庭 · 蔡雨庭 · 陳豫萱 · 黃安汝
業 務 發 行	張世明 · 林踏欣 · 林坤蓉 · 王貞玉 · 張惠屏
國 際 版 權	王俐雯 · 林冠妤
印 務 採 購	曾玉霞
會 計 行 政	王雅蕙 · 李韶婉 · 簡佩鈺
法 律 顧 問	第一國際法律事務所　余淑杏律師
電 子 信 箱	acme@acmebook.com.tw
采 實 官 網	http://www.acmebook.com.tw
采 實 臉 書	http://www.facebook.com/acmebook01

Ｉ Ｓ Ｂ Ｎ	978-986-507-436-4
定　　　價	450 元
初 版 一 刷	2021 年 8 月
初 版 十 刷	2022 年 1 月
劃 撥 帳 號	50148859
劃 撥 戶 名	采實文化事業股份有限公司
	104 臺北市中山區南京東路二段 95 號 9 樓
	電話：(02)2511-9798
	傳真：(02)2571-3298

國家圖書館出版品預行編目資料

Sunny 營養師的 168 斷食瘦身餐盤：
6 大類食物 x95 道家常料理，不挨餓的超
強必瘦攻略 / Sunny 營養師（黃君聖）著.
-- 初版 . -- 臺北市：
采實文化事業股份有限公司, 2021.08
304 面；17*23 公分 . -- (健康樹；161)
ISBN 978-986-507-436-4(平裝)

1. 減重 2. 健康飲食 3. 食譜

411.94 110008274

采實出版集團
ACME PUBLISHING GROUP

附錄一
常見堅果的建議分量

＊可剪下來，貼在冰箱上，方便查詢。

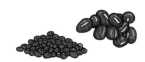

常見堅果的建議食用量

堅果種子建議一天吃一份，以取代油脂來源，而一份油脂（5 公克），各類堅果可食用的分量如下：

榛果

（7.5 顆）

7.5g ／ 49kcal

葵瓜子

（約 133 顆）

9.7g ／ 55kcal

胡桃

（約 3.5 顆）

7.7g ／ 50kcal

南瓜籽

（約 80 顆）

10.6g ／ 59kcal

杏仁果

（約 8 顆）

10.1g ／ 57kcal

芝麻

（無法計算）

9.2g ／ 53kcal

花生

（約 25 顆）

13.2g ／ 66kcal

瓜子

（約 108 顆）

13.3g ／ 65kcal

松子

（約 49 顆）

7.3g ／ 49kcal

奇亞籽

（無法計算）

15.8g ／ 67kcal

開心果

（約 14 顆）

9.5g ／ 55kcal

核桃

（約 1～2 顆）

7.4g ／ 48kcal

夏威夷豆

（約 5 顆）

7g ／ 48kcal

腰果

（約 6.5 顆）

11.5g ／ 64kcal

巴西豆

（約 2.5 顆）

7.3g ／ 49kcal

影片說明

附錄二

常見水果的建議分量

＊可剪下來，貼在冰箱上，方便查詢。

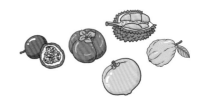

常見水果的建議食用量

水果建議一天吃兩份。以下列出常見水果的一份碳水化合物（含量15公克），可食重量與熱量：

哈密瓜

149g ／ 57kcal

奇異果

107g ／ 56kcal

蓮霧

167g ／ 57kcal

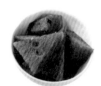

西瓜

188g ／ 60kcal

小玉西瓜

174g ／ 59kcal

綠葡萄

98g ／ 56kcal

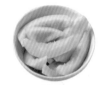

香瓜

209g ／ 61kcal

橘子

150g ／ 57kcal

木瓜

152g ／ 55kcal

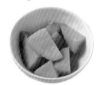

芒果

104g ／ 56kcal

蛋黃果（仙桃）

55g ／ 53kcal

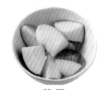

蘋果

108g ／ 53kcal

芭樂

153g ／ 50kcal

香蕉

68g ／ 56kcal

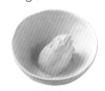

榴槤

50g ／ 64kcal

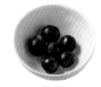

葡萄

68g ／ 54kcal

李子

102g ／ 56kcal

枇杷

153g ／ 55kcal

人蔘果

73g ／ 50kcal

影片說明